死ぬまで元気でいたければ

とにかく

内臓を温めなさい

6万人の冷えを診てきた専門家 山口勝利 監修 井上宏一医師

アスコム

いつまでも健康でいたいなら、
病気を遠ざけたいなら、
どんな健康法よりもまず先に、
やらなければならないことがあります。

はじめに

「将来、深刻な病《やまい》にかかって家族に迷惑をかけたくない」
「つらい病気にかかって苦しみたくない」
「一生、健康な体で、旅行や趣味を楽しみたい」

今、この本を手に取って読まれている方は、このような健康への思いを強く持っていらっしゃるのではないかと思います。

そしてすでに、

「いつまでも丈夫な足腰でいるために毎日1万歩、歩く」
「太らないように、食事に気をつけている」
「血液をサラサラにするために、サプリメントを飲んでいる」

など、何かしらの健康法を毎日、実践している方も少なくないのではないでしょうか。

健康に気をつかっていること自体はとても素晴らしいことだと思います。

ですが、**いつまでも健康な体でいたいなら、病気を遠ざけたいなら、どんな健康法をはじめるよりもまず先に、やらなければならないことがあります。**

それは、「内臓を温める」ことです。

どんな健康法を試しても、内臓が温かくなければ、病気になるリスクは高いまま。せっかく行っている健康のための努力も無駄になってしまう可能性があるのです。

内臓を温めるといっても一体どうやるのか、ピンとこない方もいらっしゃるかもしれませんが、かんたんにできます。

すぐに試したいという方は第2章と第4章を読んでみてください。

がん、生活習慣病、腎臓病など、重大疾患で悩む人は「内臓温度」が低い

内臓温度とは言葉の通り、内臓の温度のことです。

これは一般的な体温計などで測って出る数値とは異なります。

体温計で測れるのは、体表面温度と呼ばれている体の外側の温度で、体の奥にある内臓の温度とは異なります。

健康な人であれば、**体表面温度より内臓温度が1〜2℃高く、37・2℃から38℃ぐらいが理想**だと考えています。

しかし、その温度よりも下がってしまうと、内臓は寒さで動きが鈍くなってしまいます。

北風が吹き荒れる寒空の下で仕事や家事をすると、寒さに体が縮こまり、暖房のきいた快適な部屋よりもパフォーマンスが落ちるのではないでしょうか。

内臓も一緒で、冷えてしまうと、寒さにブルブル震えた状態になり、いつものはたらきができなくなるのです。

栄養を取り込んでエネルギーに変えるなど、内臓は人間が健康に生活するために必要なエンジンのような存在です。

その動きが鈍くなることで、本来、人間に備わっている健康を保とうとするあらゆる体の機能がうまくはたらかなくなります。

あとで詳しく説明しますが、具体的には、**がん、腎臓病《じんぞうびょう》、心筋梗塞《しんきんこうそく》、動脈硬化《どうみゃくこうか》などのリスクが高まるほか、高血圧、糖尿病といった生活習慣病、風邪やインフルエンザなどの感染症《かんせんしょう》にもなりやすくなります。**

また、基礎代謝が落ちるので太りやすくなります。

さらに、**肩こり、腰痛、便秘、胃もたれ**などの症状になってあらわれることもあります。

ほかにも、内臓温度が低いと自律神経が乱れやすくなり、**イライラや集中力の欠如、やる気**といった精神的なものにも実は悪影響を及ぼす危険性もあります。

内臓温度が低いまま、ウォーキングやマッサージなど、健康にいいことに取り組むことは、エンジンに不調があってうまく走らない車を、無理矢理なんとか動かそうとしているのと同じです。

まずは、体のエンジンである内臓を温めて元気にすることです。

それから、さまざまな健康法を試すと、今まで以上に効果が実感できるのではないかと思います。

内臓温度が上がれば、内臓のパフォーマンスは上がります。

つまり体を健康に保とうと、内臓を含めあらゆる器官がフル活動してくれるので、病気のリスクも遠ざかり、痛みや疲れ、倦怠感《けんたいかん》なども解消されます。

だからこそ、健康になりたければ、まずは内臓の温度を上げることが重要です。

特に次のような方は、ぜひ試してほしいのです。

こんな人はぜひ
内臓を温めてください

- 家族が、がん、腎臓病、脳卒中などの重大な疾患にかかったことがあり、将来不安な人
- 原因不明の体調不良に悩んでいる人
- 肩こりや腰痛、ひざ痛、頭痛などに苦しんでいる人
- なかなかやせられない人
- ぐっすり眠れていない人
- 最近、胃もたれしやすく、食欲がないという人
- 最近すぐに疲れるという人
- 体の冷えに悩んでいる人
- 下痢や便秘に悩んでいる人

体が冷えている人はもちろん、温かい人の6割も内臓が冷えている

ここまで読んで、「内臓の冷えといったって、体温は36℃台だし、関係ない」と思った方もいるかもしれませんが、そんなことはありません。

先ほども述べたように、家庭の体温計などで測る温度と内臓温度は違います。**体温計の値が低くないからといって、内臓温度が高いとは限らない**のです。

25年前、私は30歳で東京都墨田区に鍼《しん》灸《きゅう》の治療院《ちりょういん》を開きました。

若輩《じゃくはい》者ではありましたが、「地域の人たちに頼られる治療院になりたい」という思いだけは一人前に、治療を重ねてきました。

しかし、経験の浅さから、患者さんの中には、何をどうしても偏頭《へんず》痛《つう》や腰痛などの体の痛み、倦怠感などの不調に対し、改善のきざしがみえない方が何人かいらっしゃったのです。

そんな方の多くが病院でも原因不明といわれ、わらにもすがる思いで来院するのです。

「なんとかしたい」

その思いで研究と臨床を重ねてきた結果たどりついたのが「内臓の冷え」でした。

そして、20数年間で、全国に400の分室を持つようになり、6万人以上の血流と内臓温度を調べてきました。

研究を重ねるうちに気がついたことが2つあります。

1つは、**手足の先端や首元などが冷たい、いわゆる「冷え症」の人のほとんどは、内臓温度が低いこと。**

もう1つは、**手足が温かい、体温が正常な人でも6割くらいの人の内臓が冷えていること**です。

むしろ、来院する患者さんをみると、最近は、後者の人が増えています。

これまでの経験から考えると、**日本人の約8割の内臓は冷えている**ように感じます。

手をあてるだけで、自分でかんたんに「冷え負債」がチェックできる

内臓の冷えが何より怖いのは、冷えているのが、実感しにくいというところにあります。

実感しにくいからこそ、知らぬ間に、どんどんと深刻になっていく。

借金の返済が滞《とどこお》ると、負債で首が回らなくなり、ちょっとやそっとでは元の状態に戻すことができなくなります。

同じように冷えも、知らぬ間に膨れ上がった負債によって、ちょっとやそっとでは解消できなくなり、体がボロボロになってどうにもならなくなる……。

「ですから、内臓が冷えているかどうか、ぜひ皆さんも、今すぐ、自分の内臓温度を測って**『冷え負債』**がどれだけたまっているのかを調べてください」

と言いたいところですが、この内臓温度は、家庭用の体温計などでかんたんに測れ

るものではありません。

深部体温計というＩＣＵで使われているような専門的な機械が必要です。

これが本当に高価で、もちろん家庭で持っているという人はいないでしょう。おそらく、内臓温度を測れる機械があるという治療院もほとんどないでしょう。

ただ、詳しい温度はわからないのですが、**内臓が冷えているかどうかを自分でも確かめる方法があります。**

それは、おへそをはさんで、お腹に右手と左手をあててみるというものです。

上が右手になっても左手になっても構いません。

上にあてた手よりも下にあてた手が温かかった場合、内臓が冷えているという可能性が高いのです。

また、次ページのチェックリストもやってみてください。

この中で3つ以上当てはまった人は、何かしらの対処が必要で、数が多いほど、あなたの内臓は冷えている可能性が高いといえます。

内臓温度チェックリスト

（3つ以上、当てはまった人は要注意！）

- □顔のシミやくすみが気になる
- □皮膚にかさつきがある
- □唇がひび割れやすい
- □足のむくみに悩まされている
- □よく胃が痛くなる
- □最近イライラすることが多くなった
- □ストレスを感じやすい
- □体がだるく疲れやすい
- □肩こりや腰痛がひどい
- □眠れない日や寝つきが悪い日が多い
- □便秘が続いている
- □手足がほてっている
- □姿勢が悪いといわれる
- □腹筋運動が1回もできない
- □コーヒーやビールをよく飲む

内臓温度が1℃上がれば、免疫力は上がり、基礎代謝も約15％アップ

内臓温度が上がったらどうなるでしょうか。

内臓温度が1℃上がったら、免疫力は上がります。個人差はありますが、基礎代謝《きそたいしゃ》も約10～15％アップするといわれています。

免疫力が上がるといってもピンとこないかもしれません。

かんたんにいうと体内に進入してきた病原体や、1日に5000個生まれ続けるといわれているがん細胞をやっつける力が上がると考えてください。

代謝に関しては、詳しくは後ほど話しますが、基礎代謝が10～15％上がるとは、かんたんにいえば、座ってテレビを見ているだけでも、立ち話をしているだけでもカロリーが今よりも1日で10～15％分多く消費され、やせやすくなるということです。

そのほか、次のようなメリットが内臓温度を温めるだけで得られます。

内臓温度が上がると こんないいことが!!

●病気が遠ざかります

・がんや感染症にかかりにくい体になる
・内臓が元気になるので、腎臓病などの重大疾患になりにくい

●体の痛みがラクになります

・腰痛、ひざ痛のほか、頭痛、生理痛まで、あらゆる体の痛みが軽減

●やせやすく若々しい体になります

・新陳代謝がよくなるので、ダイエット効果もUP
・肌のくすみやたるみ、シミ、シワも軽減

●精神面にもよい影響が!

・体のだるさや疲れがとれ活動的に
・脳に血液がたっぷり回るので、集中力ややる気もアップ

全身血流たっぷりで内臓はほかほか、新食材「ヒハツ」で内臓を温める

では、内臓を温めるためには、どうすればよいのでしょう。

今回、これまで20年以上治療を行ってきた経験をもとに、家庭でできるかんたんな方法を編み出しました。

それは、**ヒハツ（ロングペッパー）という香辛料を料理にかけたりして1日1グラム（小さじ1／2）摂ることです。**

そして、もっと、短期間で効果を出したい人、今、冷えに悩んでいる人は、インナーマッスルを鍛える1日3分の「ほかほかストレッチ」と、足の甲などに医療用防水テープを貼る「防寒テープ貼り」を試してみてください。

いくら効果がある方法でも、毎日続けられなくては意味がありません。

できるだけ、かんたんで続けられる方法ということにこだわって開発しました。

実際に3つの方法を患者さんに試してもらったところ、次のような結果が出ました。

［75歳　女性　主婦］

Before

内臓温度

35.0℃

・歩くと腰やひざが痛くなる
・胃もたれしやすい
・夜中にトイレに何度もいく

内臓を温める3つの方法を
2週間続けてもらったところ…

After

1℃ UP!!

内臓温度

36.0℃

・腰やひざがあまり痛まなくなった
・胃もたれ改善で食欲アップ
・夜中にトイレにいく回数が激減

私からのアドバイス

短期間で内臓温度が随分と上がっています。続けていって理想の温度に近づけていってください。

※本書でいう内臓温度とは、深部体温計で測った温度のことです

［52歳　男性　会社員］

Before

内臓温度
35.3℃

・肩から肩甲骨あたりのコリや痛み
・手足が冷たくて眠れない
・自覚するほどお腹が冷えている

内臓を温める3つの方法
2週間続けてもらったところ…

After

0.5°CUP!!

内臓温度
35.8℃

・肩から肩甲骨あたりがラクに
・眠るときに足の冷たささを感じなくなった
・お腹がカイロをあてたように温かい

私からのアドバイス

温まった、実感値が高いのはなにより。続けると同時に、生活習慣も見直して内臓を温めてほしいです。

体で生まれた「熱」は、血液を介して運ばれます。そのため、血流が悪いと内臓を含め、体は温まりにくくなります。

ですから、今回ご紹介する方法は、どれも**内臓を温めるために、血流をよくし、体のすみずみまで、温かい血がたっぷり運ばれるようにすることを目的**にしています。

中でもカギを握るのがヒハツという香辛料を摂ることです。

ヒハツには、発熱作用のほかに、老化した血管をすみずみまで修復する効果があります。

体を温める食材でよく知られているのはショウガですが、血管を修復するという点と、多くの血管に覆《おお》われている内臓の温度を上げるのには、ヒハツの方が、効果があるという結論にいたったのです。

ヒハツを摂るだけで、十分に、内臓温度を上げる効果があります。

そして、さらに血流をよくして、ヒハツの効果を高めてくれるのが、自宅でしかもちょっとした空き時間にできる「ほかほかストレッチ」です。

特にヒハツを摂ったあとに行うと、ストレッチでよくなった血流にのって、ヒハツの効果が全身に行きわたりやすくなります。

所要時間はわずかに3分、これなら誰にでもできるはずです。

最後の「防寒テープ貼り」。これは血管が浮き出ている足の3カ所をテープで覆うことによって、外気によって血液が冷えるのを防ぐ効果があります。

ヒハツやストレッチによって生まれた「熱」を、なるべく冷やさないようにするための一種の防御策です。

「防寒テープ貼り」は**特に、足先が冷えて困っているといういわゆる「冷え症」の方にうってつけの方法です。**

この3つの方法で、体の不調はすっきり解消！　病気のリスクもガクンと減ります。

ぜひ皆さんも試してみてください。

目次

第2章

「ヒハツ」を摂れば冷えて弱った内臓がよみがえる

第1章

知らないうちに内臓を冷やす間違った生活習慣

健康にいいと
思ってしていることが、
実はあなたの内臓を
冷やしている

知らず知らず行っている内臓を冷やす3つの生活習慣

はじめにでも話しましたが、手足が冷たい「冷え症」の人はもちろん、そのような冷えの自覚がない6割の人も内臓が冷えているといわれます。

それだけ多くの人が内臓を冷やしてしまう原因は、私たちの日常の生活習慣にあります。

しかも、内臓を冷やしてしまう生活習慣の中には、体を温める、健康にいいといわれているものが、実は内臓温度を冷やしているということもあるようです。

それでなくても、**内臓温度の低下は実感しにくいために、自分の生活習慣や行動が悪影響を及ぼしていることに気づかないまま、過ごしてしまうことがよくあります。**

健康にいい、体を温めると思っているのなら、なおさらだと思います。

内臓温度を低下させる生活習慣は、大きく分けると3つあります。

1つは、**体の中から冷やす食習慣**です。

冷たい食べ物や飲み物、体を冷やすといわれる食材が体の中に入ってくると、内臓を直接冷やしてしまうことになります。

2つ目は、**血流を悪くする生活習慣**です。

暴飲暴食をしたり、血管を圧迫する衣服などを着続けたり、姿勢が悪かったり、さまざまなことで血流は悪くなります。


私たちの体の中の温度が、常に一定に保たれているのは、血液が体のすみずみまで流れているおかげです。

理想の内臓温度（37・2℃〜38℃）を保つために、体の中でつくられた熱エネルギーが血流にのって体のすみずみまで運ばれています。

そのため、血流が悪くなると、熱エネルギーがうまく運ばれなくなるため、少しずつ内臓温度を下げていくことになるのです。

現代人に急増中！
体温は正常なのに内臓が冷える「隠れ冷え」

最後の1つは、**自律神経を乱れさせる生活習慣**です。

人間の心臓や腸、胃、血管などの臓器は、「交感神経」と「副交感神経」という2つの自律神経によってコントロールされています。

交感神経は日中、仕事や家事など活動をしているときに活発にはたらきます。

一方、副交感神経は、休息やリラックスをしているとき、特に眠っているときに活発にはたらいてくれます。

この2つの神経が、時に交感神経が活発にはたらき体を活動的にしたり、時に副交感神経が活発にはたらき体を休めたりとバランスよくはたらくことによって健康は保たれています。

しかし、自律神経は、ストレス、生活リズムなどにより、そのバランスが乱れてしまうことがあります。

たとえば、副交感神経が活発にはたらかず、体の疲れがとれなかったり、交感神経が活発にはたらかずやる気が出なかったりと、さまざまな不具合が生じてしまいます。

この自律神経の乱れが原因で増えているのが、**「隠れ冷え」**。

体温は高いのに、内臓温度が低い人たちのことです。

私たちの体は体温を一定に保つために、暑いときは体の表面に近い細い血管を大きく広げて、血液を多く流し、熱を効率的に手足など体の表面から逃がそうとします。

逆に、寒いときには、内臓の温度を下げないために、血管を収縮させて、流れる血液を減らすことにより、できるだけ熱が外へ逃げないようにします。

この血管を拡張したり、収縮したりするのを自律神経がつかさどっているのです。

しかし、自律神経が乱れ、そのはたらきがうまくいかなくなると、寒いときでも、血管が収縮しなくなってしまうのです。

結果、**熱が手足など、体の表面からどんどん逃げていき、内臓温度は下がる一方、熱が出ていっている体の表面は温かいという現象が起きます。**

体がほてっていたり汗もかきやすかったりするので、まさか自分の内臓が冷えているとは思いません。

そうして知らず知らずのうちに、内臓を冷やすことになってしまうのです。

「今は特に体にどこも異変を感じないから関係ない」と思わず、ぜひ次に紹介する生活習慣をしていないかどうか、確認してみてください。

内臓を冷やす
間違った生活習慣

最近太ってきたので、生野菜中心の食生活をしている

「ダイエット難民」は、内臓を温め代謝を上げれば救われる

必要な栄養素を摂りながら健康的にやせる。

そう思って昼食をカロリーの低いサラダだけなどで済ましてしまうと、体を中から冷やしてしまうことになります。

なぜなら、生野菜は体を冷やす食材の代表格だからです。

特に、トマトやレタス、きゅうり、なすといった夏野菜、それから南国でとれる野菜や果物は要注意。

夏が旬だったり、暑いところでよくとれたりするものは、水分が多いなど体を冷やす作用があるといわれているからです。

少し食べる程度なら問題ありませんが、摂りすぎると、内臓温度をどんどん下げることになります。

さらに、**過度な食事制限をしてしまうと、それがストレスになり、自律神経が乱れてしまいます。**

それによって、体を温める機能が乱れてしまい、どんどん内臓温度が冷えてしまうのです

内臓温度が下がると、ダイエットには逆効果。

調べたところによると、内臓温度が1℃下がると、基礎代謝が約10～15％落ちるようです。

基礎代謝は体が消費するエネルギーの6～7割を占め、成人女性の平均値は1日で約1200キロカロリー。つまり、内臓温度が1℃下がると、約180キロカロリー、おにぎり1個分のカロリーを消費できなくなる計算になります。

それが1カ月、2カ月続くと考えると、莫大なカロリーになります。

せっかく、**カロリーの低い野菜を食べていても、基礎代謝が落ちることによって逆にカロリーを蓄積してしまうことになる**のです。

さまざまなダイエットを試しても効果がなく、何かいいダイエットはないかと探し求めさまよっている、いわゆる「ダイエット難民」には、内臓が冷えていて、基礎代謝が低い人が多くいます。

エネルギーをためこみやすい体だからこそ、何をしてもダイエットできないのです。そこから抜け出したいのなら、やることは1つ、内臓を温めることだけです。

ひと言断っておきますが、決して野菜を食べるなといっているわけではありません。体を冷やすといわれる野菜を食べる場合はせめて温めてから食べてほしいということ、極端に食べすぎないことが必要です。

体を温める野菜も多くあります。

地下にできる**根菜類、ニンジン、ゴボウ、レンコン、イモ類などには温める力が備わっています。**

野菜が好きな方はぜひ、それらの野菜を積極的に食べるようにしてください。

内臓を冷やす
間違った生活習慣

腸内環境を整えるために、毎朝必ずヨーグルトを食べる

ヨーグルトを食べるのなら朝ではなく夜に食べる

かんたんに腸内環境を整える食材として注目されているのが、ヨーグルトです。

しかし、ヨーグルトは、体を冷やす作用があるといわれてる牛乳が原料です。

ヨーグルトを食べると腸内の善玉菌が増えるのは事実ですが、食べすぎは注意が必要ですし、特に食べるタイミングには気をつけなくてはなりません。


ヨーグルトは朝に食べる人が多いと思いますが、タイミングがよくありません。

朝は1日のうちで一番体温が低い時間帯です。

内臓が冷えているときに、ヨーグルトを食べてさらに冷やすことはありません。

ヨーグルトに含まれる乳酸菌の効果は、昼に食べても、夜に食べても同じ。

どうしても**朝にヨーグルトを食べたいなら、ヨーグルトを食べたあとに体を温める食べ物や飲み物で、内臓を冷やさないようにしましょう。**

内臓を冷やす
間違った生活習慣

手足が冷たいので、足湯でじっくり温める

内臓を温めるなら、足湯ではなく半身浴でじっくりつかるのが◎

私の治療院に来る患者さんで、夜に足が冷えてどうしようもないので、よくやっているというのが足湯です。

足が温まりそうですが、実は内臓を冷やす入浴習慣なのです。

確かに足湯は、お湯に足をつけている間はポカポカと気持ちいいものです。

しかし、お湯から足を出すと**お湯につけることで拡張した足先の血管から、一気に熱が逃げていってしまうのです。**

そのため、気づいたときには湯冷め状態になり、内臓を冷やしてしまう原因になります。

内臓が冷えると血流が悪くなり、足まで血液が行きわたらないので、結果的には足を温めるのにもあまり効果がない方法だといえます。

足も内臓も温めるには、半身浴がおすすめです。

半身浴が体の中まで温まるのは、お湯の量を減らすことで心臓への負担が少なくなり、長く入浴でき体が芯から温まるからです。

最低でも**20分以上、頭皮から汗が滴り落ちるまで、40℃以下のぬるめの湯に、みぞおちより下の部分だけを湯船につけてください。**

といっても、湯温には個人差があるので、自分にとって心地いい温度と時間に設定することが大切です。

いつまでたってもなかなか汗の出てこない人は、湯の中に大さじ1～2杯の塩を入れると、汗が出やすくなります。


注意点は、できるだけバスルームの換気扇を回しておくこと。

長時間の入浴になるので、貧血気味の人は無理をしないように。

もう一点、特に冬場など寒さに耐えながら半身浴をしても意味がないので、肩からバスタオルをかけるなど、心地よく汗をかける環境をご自身で整えてください。

これで通常の入浴よりも体を温めることができます。

半身浴が苦手な人は、少なくともシャワーよりお風呂に入るようにしましょう。

ただし、**体を温めたいからといって熱いお風呂はＮＧ。**


お湯が熱すぎると、短時間で体の表面温度が上がるため、体の芯まで温まる前にお風呂から出てしまうからです。

では長い時間入ればいいのかといえば、そうではありません。

熱すぎるお湯に長く入りすぎると、内臓や心臓に負担がかかります。

そもそも冷えきった体で一気に熱い温度のお湯につかると、ヒートショックの危険性も高まります。

安全面を考えても、熱すぎるお湯に入るのは、あまり得策とはいえないようです。

内臓を冷やす
間違った生活習慣

水飲み健康法を
実践して、
毎日たっぷり
水を飲んでいる

「水飲み健康法」がセルライトやむくみの原因に……

血液がサラサラになり、ダイエットにも効果的といわれている1日に大量の水を飲む「水飲み健康法」。これも内臓温度の観点からは、おすすめできない健康法です。

0カロリーの水を食事の代わりに何リットルも飲めば、確かにやせるのかもしれませんが、冷たい水を大量に飲めば、当然、内臓温度は下がります。

それどころか、**余分に摂りすぎた水分が体内にたまり、むくみや皮膚《ひふ》の表面がボコボコするセルライトの原因になる可能性があります。**

そもそも、人間には理想的な「体水分量」は、体重のおよそ50〜60%が平均値。大体の人がその基準を満たしているので、あえて大量に水分を摂る必要はありません。

また一度に吸収できる水分もコップ一杯程度といわれています。実践するなら、適量を常温で飲むようにしましょう。

内臓を冷やす
間違った生活習慣

野菜ジュースやスポーツドリンクで、足りない栄養を補給する

体にいいといわれる飲み物は、糖分と水分で内臓を冷やすことが……

野菜ジュースは、てっとりばやくおいしくビタミン補給ができるので、重宝しがちです。

しかし、体にいいからといって、ついつい飲みすぎてしまうとNG。

おいしいと感じるものには甘いものが多いもの。本当に野菜をしぼっただけで、あんなに甘いはずはありません。

飲みやすさを考えて、多くのものが「果汁」をたくさん加えています。

そして、果汁の中にたくさんあるのが「糖分」。

果物でビタミン・ミネラルを摂る場合は、繊維や酵素なども一緒に摂れるので吸収を穏やかにしてくれますが、これをジュースという形にすると、繊維がないため糖分がすぐに体に吸収されてしまうのです。

糖分を摂りすぎると、血液はドロドロになって、「熱」が運ばれにくくなります。

さらに、冷たいということで、大量に飲むと、内臓を冷やすことになるのです。

運動に必要な栄養を補給するスポーツドリンクも同じです。


以前、ある格闘家の男性が、下がらない高熱に悩んで相談にきたことがありました。

内臓温度を測ったら、高熱にもかかわらず、35℃台前半。

聞いてみたら、野菜ジュースやスポーツドリンクをそれぞれ毎日1リットルは飲んでいたそうです。

ただちに、やめてもらい、食生活を変えてもらったら、熱は下がっていき、逆に内臓温度は上がっていきました。

内臓温度が下がり免疫力が低下したことで、熱が下がらなかったということです。

飲むなとはいいませんが、体にいいからと野菜ジュースやスポーツドリンクを摂取し続けるのは、内臓温度の観点からいうと、あまりおすすめできません。

冷えに効くサプリメントも大量に飲んでは意味がない

サプリメントも例外ではありません。冷えの自覚のある人は、手足を温める工夫に加えて、サプリメントを摂っている人もいると思います。

ウコン、カプサイシン、マカ、ローヤルゼリー、ビタミンEなど、温め効果のあるサプリメントはいくつかありますが、気をつけたいのは摂り方。効果を高めるために数種類のサプリメントを一度に摂りすぎると効果が出ないことがあります。

成分が凝縮されているサプリメントは、一度に大量に摂ると体が受け付けないことがあります。複数のサプリメントとなると、さらにその可能性が高くなります。そうなると、どれだけ摂っても効果なし。

もともとサプリメントは、健康補助食品。通常の食事を補うつもりで摂るようにする方が、効果を得る近道なのです。

内臓を冷やす
間違った生活習慣

靴下の重ねばきや
タイツをはいて、
足を冷えから守る

寝つきをよくしたいなら なるべく靴下ははかない方がいい

足が冷たくて眠れない。そんな夜、ぐっすり眠るために、靴下を重ねばきしたりタイツの上から靴下をはいたりする人がいます。

この習慣には、内臓を冷やす原因が2つもあります。

1つは、重ねばきやタイツの上から靴下をはいたりすることで足を締めつけてしまうことです。

血管が圧迫され、その部分の血液の流れが悪くなってしまい、それが内臓温度の低下につながります。

もう1つは素材による静電気です。

化学繊維でできている靴下を重ねると、その間で摩擦が生じて静電気が起きます。

静電気が自律神経に悪影響を与えるといっている人もいます。

これにはいろいろな意見もありますが、注意するにこしたことはないでしょう。

そもそも靴下を重ねばきをしたりタイツをはいたりしたまま眠ると、ぐっすり眠るどころか、寝つきが悪くなる危険性があります。

内臓温度は、朝目覚めるころから上昇をはじめ、日中の覚醒時《かくせいじ》は高い温度を保って体の活動を維持しています。

そして、夕方にピークを迎えると、そのあとは、夜にかけて下がりはじめるという機能が備わっています。

これは、昼間フルに活動して疲れた脳と体がオーバーヒートしないようにするために脳のメカニズムを、休ませるためのものです。

ですから、**人間の脳には、内臓温度が下がると眠くなるという性質があります。**

そのため、眠気を引き起こすためには、内臓温度を下げる必要性があるのです。

そして、私たちの体の中でもっとも熱を逃がしやすい部位が手足であり、熱の放散が正しく行われていると手足がほんのりと温かくなります。

ぜひ、眠くなったとき、自分の手足を触ってみてください。きっといつもよりも温く感じるはずです。


ですが、靴下を重ねばきしていると、うまく熱が放散されません。

逆に熱がこもってしまい内臓温度が下がりにくくなるのです。

だったら寝るときに足を冷やせば眠れるのかといえばそうではありません。

あまりにも急激に冷やすと、自律神経が乱れてしまい、うまく眠ることができなくなるので、注意してください。

あくまで自然に内臓温度を下げることが重要なのです。

内臓を冷やす
間違った生活習慣

冬の足元は
ブーツで温める

足首の関節がうまく曲げられなければ内臓温度が低い可能性アリ！

風を防ぎ暖かさ抜群、ということで、ブーツばかりはいていると、冷たくなる足を守っているつもりが、実は内臓温度を下げることになります。

ブーツをはいたときに足がむくんで、夕方になるとファスナーが上がらなくなるという経験はないでしょうか。それは内臓温度が下がっているサインです。

ブーツは、足首と足の指を長時間固定してしまうことで、底背屈運動《ていはいくつ》といわれる足首の曲げ伸ばしがあまりできなくなります。そのため足首が硬くなり、足先までの血流が悪くなります。それが全身の血流の悪化につながり結果、内臓温度が下がってしまうのです。

冬になるとブーツをはくことが多いという人は、**足を伸ばして座った姿勢から足先が90度上を向くぐらい曲げられるか**どうかを確認してください。

できないときは、血流が悪く、内臓温度が低い可能性があります。

内臓を冷やす
間違った生活習慣

体を
冷やさないように、
フリースを
しっかり着込む

内臓が冷えている人はなるべくフリースは避けましょう

すっかり冬のファッションアイテムの定番になったのが、「フリース」です。軽い、肌触りがやわらかい、保湿性が高い、速乾性がある、そして何より暖かい、とさまざまなメリットがありながら、誰にでも手が届くお手頃な価格で、普段着のみならず、部屋着にしたり、パジャマにしたりしている人も多いと思います。

しかし、パジャマでのフリース着用は、内臓温度を低下させる可能性があります。

近年は静電気対応品も多くありますが、基本フリースの素材は、静電気が起きやすい化学繊維。

靴下の重ねばきでも話しましたが、静電気が帯電し自律神経の乱れにつながるのが心配です。

さらにいえば、**フリースは熱がこもりやすいため、パジャマ代わりにすると、体から熱が放熱しにくく、内臓温度が下がりにくくなるため、眠りが浅くなる可能性**があります。

ぐっすり眠ると、体内の修復・回復を促す成長ホルモンが多く分泌され、体内での代謝活動が促進されます。

そして何より、脳も休まり、自律神経のはたらきが整います。

つまりぐっすり眠ることは内臓温度を上げることにつながります。

パジャマは薄手、生地は汗を吸い、温湿度調節をしてくれる綿やウールのものを着て、寒くて眠れないという人は、湯たんぽなどを入れっぱなしにするのではなく、寝る直前まで入れて布団の中を温めてください。

第2章

「ヒハツ」を摂れば冷えて弱った内臓がよみがえる

「ヒハツ」を
摂ることが病気を
遠ざける第一歩

紀元前から健康のために食べられていた究極の温め食材ヒハツ(ロングペッパー)

病気を遠ざけ、一生元気でいたいのなら、今抱えているしつこい肩こり、腰痛、便秘などの症状を改善したいなら、とにかく内臓を温めることが先決です。

それは決して難しいことではありません。

その第一歩が「ヒハツ(ロングペッパー)」という香辛料を摂ることです。

ヒハツとは、「ロングペッパー」や「ピパーチ」「ヒバーチ」とも呼ばれるコショウの一種です。果実は3~5センチくらいのつくしの頭のような形をしています。

その実を乾燥させ香辛料として使います。

コショウと味は似ていますが、よりピリッとした辛味とエスニックな香りが食欲を増してくれます。

はじめて聞く人もいるかもしれませんが、**インドでは紀元前から食生活に欠かせない香辛料であり、薬としても使われてきたそうです。**

日本でも沖縄で生産されていて、琉球料理では「島コショウ」と呼ばれる香辛料として使われています。

このヒハツこそ、究極の温め食材で、食べるだけで、十分に、内臓温度を上げる効果があります。

実際に、今回2週間、内臓を温めるほかの方法はせずに、ヒハツを1日1グラム食べ続けてもらったところ、**60歳女性の方で、プラス0・4℃、50歳男性の方は、プラス0・9℃内臓温度が上がりました。**

女性は、冬に悩まされていたしもやけがいつの間にか改善されたといっていました。

男性は、首のコリがラクになったなど、健康効果を実感されていました。

ぜひ皆さんも食べてみて、モニターの方のようにその効果を感じてみてください。

しかもヒハツの摂取方法は、とってもかんたん、普段食べている食事にかけるだけ。

味や香りに慣れるのに、時間が必要な方もいると思いますが、モニターの人からはクセになるという声が多く聞かれました。

あまり見かけないという方もいるかもしれませんが、スーパーや百貨店でも、香辛料を多く取り扱っているところには置いていますし、沖縄の物産展、アンテナショップでみることもあります。

「ヒハツ」「ロングペッパー」「ピパーチ」「ヒバーチ」などの名前で探してみてください。

インターネットを使っているのであれば、**アマゾンや楽天などの大手ショッピングサイトで、「ヒハツ」や「ロングペッパー」と入力して検索し、購入するのが一番かんたんなのではないでしょうか。**

もし、どうしても見つからないというときは、ショウガパウダーで代用してください。

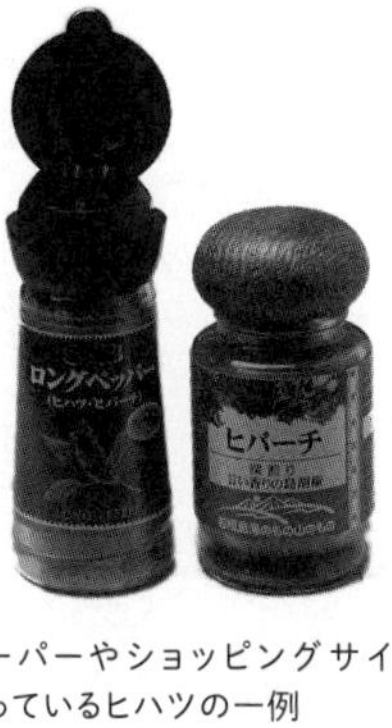

スーパーやショッピングサイトで
売っているヒハツの一例

血管がすみずみまで
元気じゃないと、
「温かさ」は体中に
行きわたらない

発熱+血流たっぷりのW効果で内臓を温めるヒハツ

ヒハツ（ロングペッパー）を食べれば、食後に体がぽかぽかと温かくなるのを実感できると思います。

ただ、ヒハツを私が推す理由は、熱をつくりだすからだけではありません。

ヒハツには**体のすみずみまで張り巡らされている血管を強くする作用があるといわれているから**です。

内臓温度は、体の中でつくられた熱エネルギーが血液と一緒に全身にくまなく行きわたることで、一定に保たれています。

私たちの体の中には、動脈と静脈、そして毛細血管という3種類の血管があります。

心臓から送り出された血液は動脈を通って流れ出し、静脈を通って戻ります。

それぞれの血管の役割は、動脈は酸素や栄養の配送、静脈は二酸化炭素と老廃物の回収になります。毛細血管は体中に網の目のように張り巡らされていて、動脈と静脈をつなぐ役割を担っています。

体内の「熱」は、血液と一緒に体全体に伝えられる熱によってつくられます。その血液の通り道である血管の約99%が、実は毛細血管だといわれています。毛細血管が体中に張り巡らされているというのがポイントです。

血管を道路にたとえると、動脈と静脈は高速道路で、毛細血管は一般道や路地。ある場所にものを届けようとしたら、途中で高速道路を使ったとしても、最後は一般道や路地を通らなければなりませんよね。

家の前の道路がボロボロで通行止めだったら帰宅できないように、毛細血管が元気でなければ、人間の体をつくる約37兆個の細胞に熱が行きわたらないのです。

毛細血管というと、手足の先というイメージがあるかもしれませんが、**内臓もびっしりと毛細血管で覆われています。**

内臓を冷やさない、または冷えた内臓を温めるには、まず体中に張り巡らされている毛細血管を元気にしておくというのが、大前提なのです。

細くても重要な役割を担う毛細血管

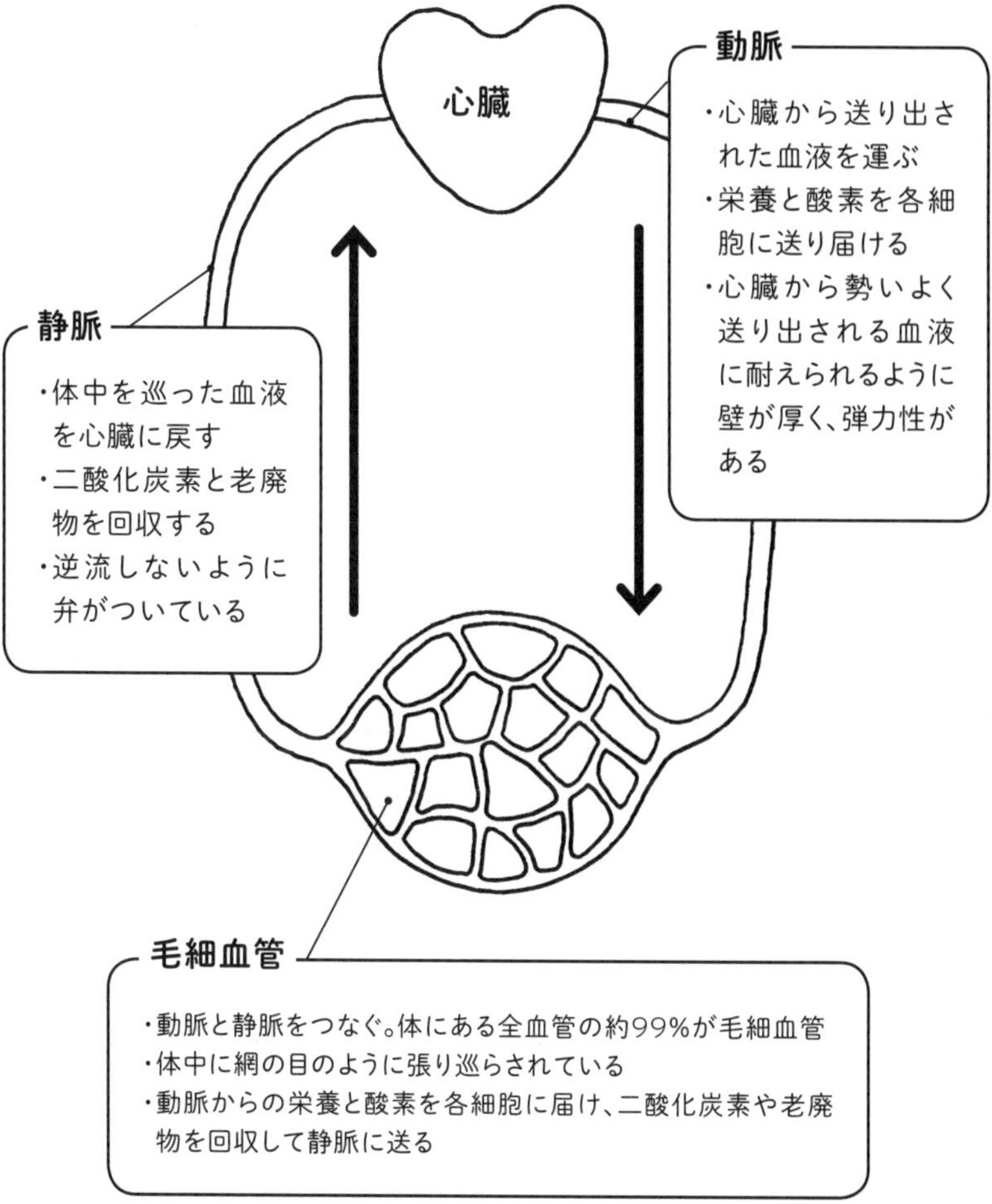
心臓
動脈
・心臓から送り出された血液を運ぶ
・栄養と酸素を各細胞に送り届ける
・心臓から勢いよく送り出される血液に耐えられるように壁が厚く、弾力性がある
静脈
・体中を巡った血液を心臓に戻す
・二酸化炭素と老廃物を回収する
・逆流しないように弁がついている
毛細血管
・動脈と静脈をつなぐ。体にある全血管の約99%が毛細血管
・体中に網の目のように張り巡らされている
・動脈からの栄養と酸素を各細胞に届け、二酸化炭素や老廃物を回収して静脈に送る

3つの血管がすべて元気であることが、健康な体を維持するためには重要です

「ヒハツ」で
血管を強くすれば、
「熱」は体の
すみずみまで
行きわたる

「ピペリン」が活動停止した 毛細血管をよみがえらせる

熱を体のすみずみまで運んでくれる毛細血管は、文字から推測できるように非常に細い血管です。

直径は0・005〜0・01ミリくらいしかなく、血液の成分である赤血球は0・007〜0・008ミリ。血管の弾力性や赤血球が変形することを考えると本当にぎりぎり通れるほどです。

極細だけに、劣化しやすく、壊れやすいのが特徴です。

ですから、いかに毛細血管を丈夫に保つかということが非常に大切なのです。

ヒハツ（ロングペッパー）を摂ることで、毛細血管が強くなるといわれているのは、ピペリンという成分が多く含まれているからです。

毛細血管は、内皮《ないひ》細胞《さいぼう》とその外にある周皮《しゅうひ》細胞《さいぼう》、さらにその外側を覆う、外基《がいき》底膜《ていまく》と呼ばれる薄い壁で構成されています。

衰えた毛細血管はこうやって元気になる
（イメージ図）

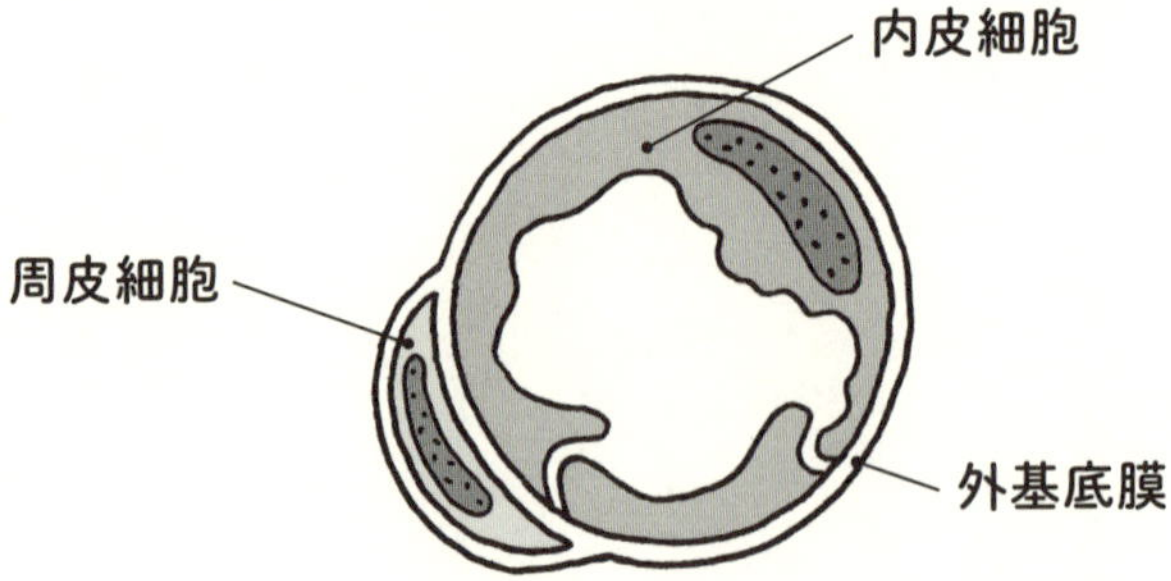

毛細血管が衰えると…

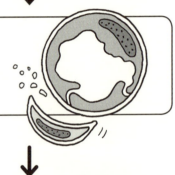

内皮細胞と周皮細胞との接着が緩くなってはがれてくると、血液が漏れだし、必要な栄養や酸素を届けられなくなる。

ヒハツを摂ると…

毛細血管が正常に戻り、内皮細胞と周皮細胞の接着力が強化。血液の漏れがなくなり、各細胞に栄養や酸素が届けられるようになるといわれている。

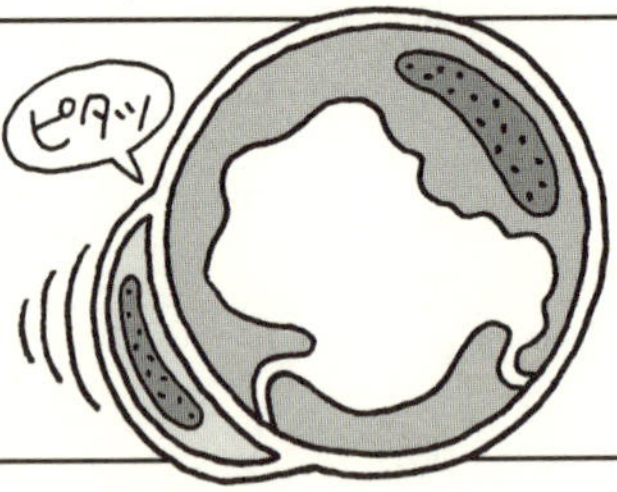

周皮細胞が内皮細胞を外側から補強し、血管の構造を丈夫に保っています。

これらの細胞は、周囲の細胞に酸素や栄養を届けるため、適度に血液が漏れるようにできています。

しかし、**周皮細胞がはがれると、内側の細胞の接着が緩んで血液が漏れすぎてしまい、血液がその先に流れにくくなっていきます。**

つまり、血液が毛細血管の先まで流れていかなくなるのです。

この周皮細胞と内皮細胞の接着をする上で重要なのが、内皮細胞に存在する「Ｔｉｅ２《タイツー》」です。

このＴｉｅ２は活性化されると、周皮細胞と内皮細胞の接着力を高める役割を果たしています。

しかし、Ｔｉｅ２の力が弱まると２つの細胞ははがれてしまいます。

そしてＴｉｅ２を活性化してくれるのが、ヒハツに含まれている「ピペリン」なのです。

そして、「ピペリン」によって丈夫になった毛細血管によって、内臓までしっかりと「熱」が届くようになるというわけです。

その効果が注目されてか、サプリやお茶などにヒハツ由来エキスを配合されたものも、最近見かけるようになりました。

今後、さらに注目される食材だと思っています。

加齢、ストレス、生活習慣で、血管はどんどん死んでいく

もっとも周皮細胞を傷つけるのが加齢です。

ですから毛細血管は、**40歳代半ばから少しずつ減少し、機能も衰えていきます。60歳代になると、健康な人でも20歳代と比べて4割も減少する**といわれています。

毛細血管を劣化させるのは、加齢だけではありません。

ストレスや生活習慣病につながる悪い習慣も、毛細血管を弱らせます。

さらに高血圧、高血糖、脂質異常の状態が続くと、毛細血管の細胞が壊され、機能が著しく低下します。

そして周皮細胞がはがれてしまうまで劣化すると、毛細血管はもはや死んだも同然。

血液が漏れ出し、やがて流れなくなります。

そうなると、その毛細血管はその役割をほとんど果たさなくなってしまうのです。

加齢とともに衰える毛細血管

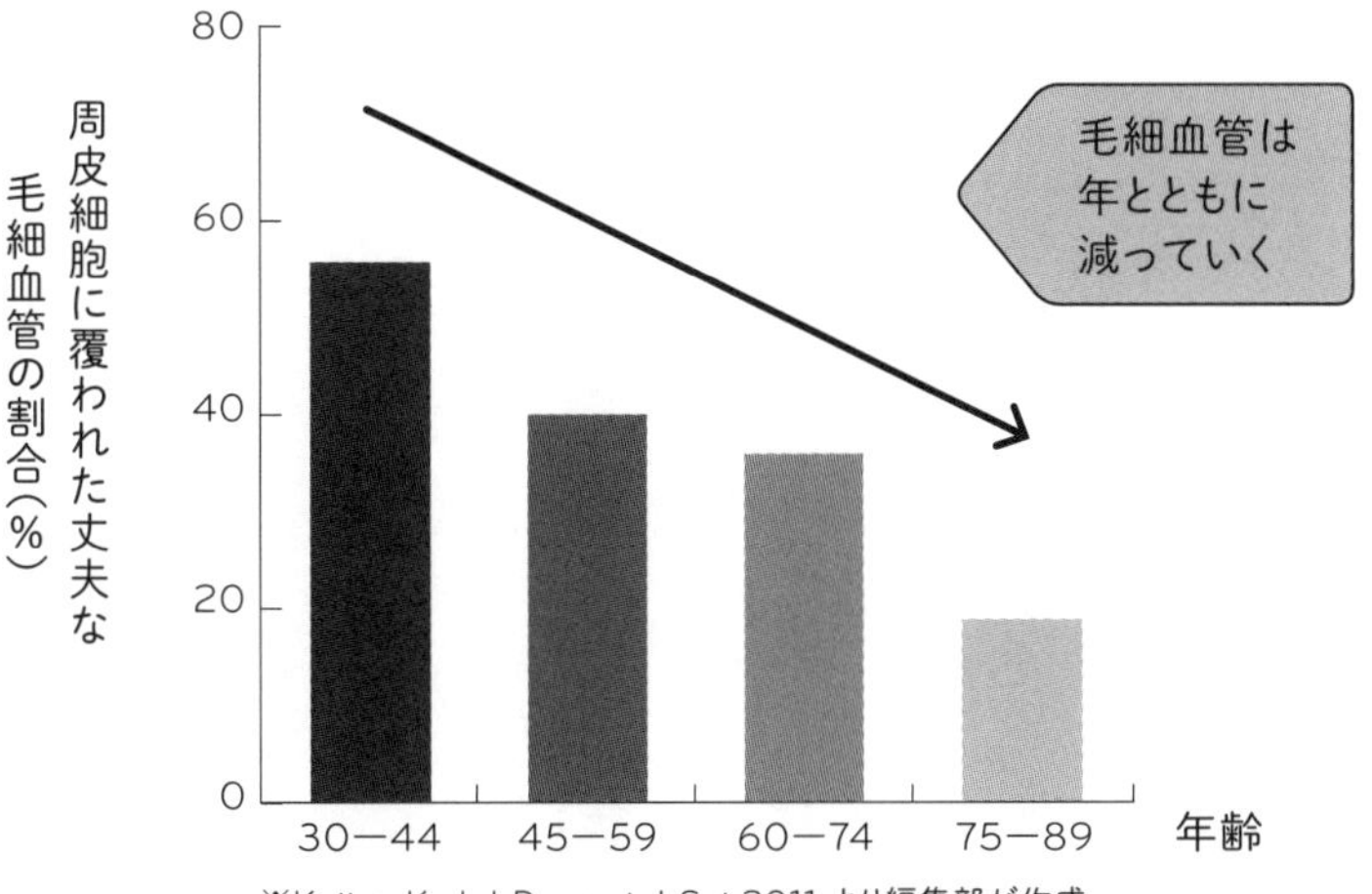

※Kajiya K.al.J Dermatol Sci.2011 より編集部が作成

いくつになっても血管は増える！

しかし、毛細血管は再生可能です。

これも、減ったり増えたりしない動脈や静脈と毛細血管の違いです。

しかも、**毛細血管の再生は、何歳からでもできます。**

機能不全に陥った毛細血管がよみがえるというわけでありません。その近くにある元気な毛細血管から枝分かれして、新しい毛細血管が生まれます。

たとえば、ある細胞に栄養を届けていた毛細血管が壊れたとします。そうすると近くにある毛細血管から「血管内皮成長因子（VEGF）」というたんぱく質が分泌され、修復を助ける血液中の細胞とともに、新しい毛細血管づくりがはじまります。これが「血管新生」。ここでも効果があるのが、ヒハツの成分。内皮細胞と周皮細胞をより強くくっつけることで、丈夫な新しい毛細血管をつくります。

（体内で新しい毛細血管がつくられるメカニズム）

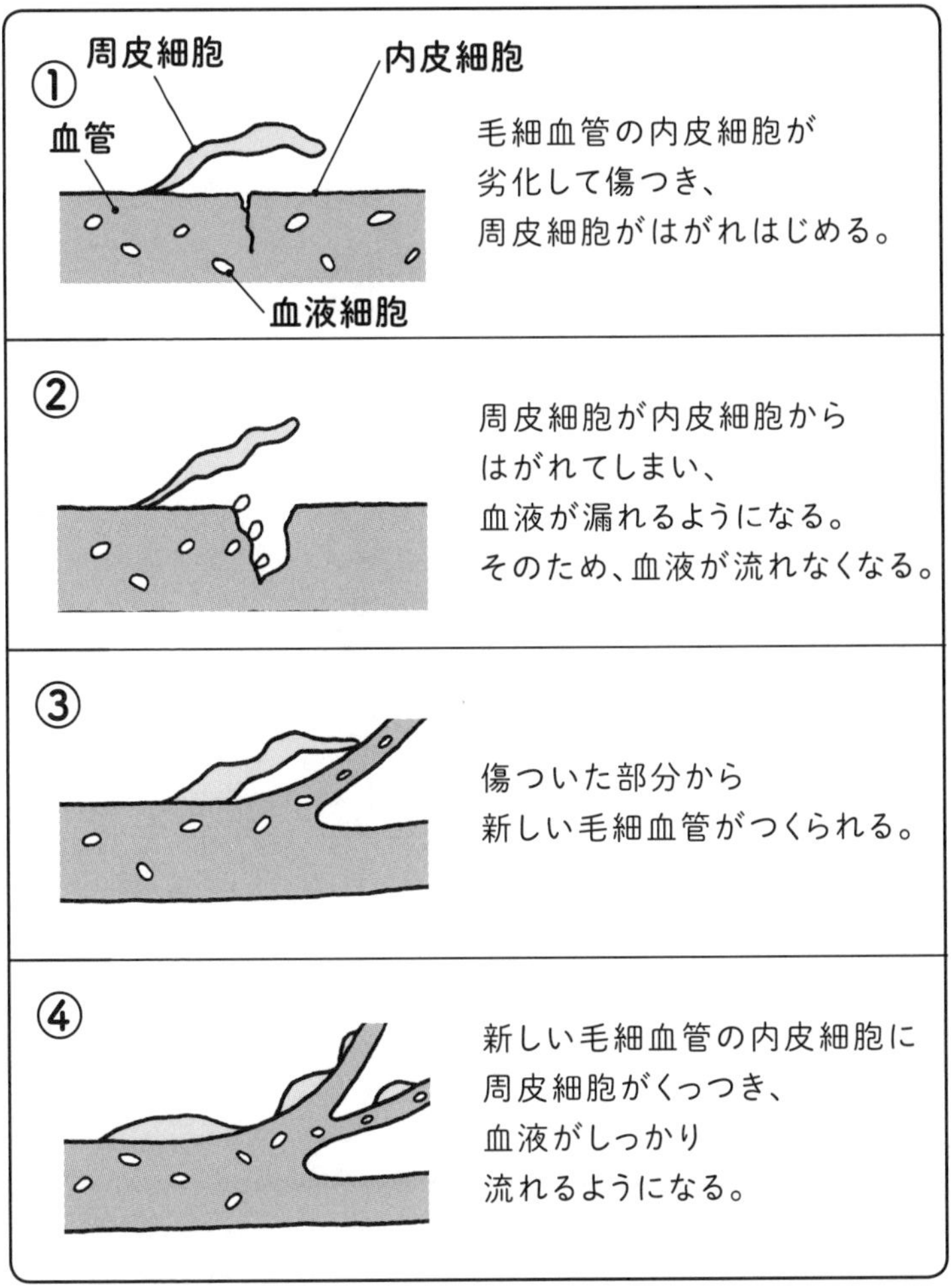
①
周皮細胞
内皮細胞
血管
血液細胞
毛細血管の内皮細胞が
劣化して傷つき、
周皮細胞がはがれはじめる。
②
周皮細胞が内皮細胞から
はがれてしまい、
血液が漏れるようになる。
そのため、血液が流れなくなる。
③
傷ついた部分から
新しい毛細血管がつくられる。
④
新しい毛細血管の内皮細胞に
周皮細胞がくっつき、
血液がしっかり
流れるようになる。

内臓を温めるなら「ショウガ」より「ヒハツ」で

血の流れをよくする作用が注目
血圧を下げる食材として注目されるヒハツ

温め食材としてよく知られるのが、「ショウガ」です。

冷え症でなくても、冬の料理に積極的に使う人も多いと思います。

「ショウガ」は、中国では古くから薬として用いられてきました。日本で販売されている漢方薬の70％に「ショウガ」の成分が含まれているといい、その効果は多岐にわたります。

新陳代謝を活発にし、体温を上げる、心臓や筋肉の作用を増強して血液の流れをよくする、発汗・利尿作用を高め体内の余分な水分を排出する、甲状腺にはたらきかけて熱エネルギーをつくりやすくするなどなど……。

こうして効能を並べると、「ショウガ」の温め健康パワーも恐るべしです。

私もその使い勝手のよさから、冷え症で悩んでいる患者さんに、ショウガをお味噌汁に入れて飲むように伝えています。

しかし、いろいろと試した結果内臓を温めるなら「ショウガ」より「ヒハツ（ロングペッパー）」と確信しました。

それは先ほどから述べているように、「ヒハツ」には、熱エネルギーを体のすみずみまで届ける通路となる毛細血管を元気にする成分が多く含まれているからです。

体の中でどれだけ熱をつくっても、血流がよくなり、それが体全体にまわらなければ内臓温度を上げることはできません。

だからこそ「ヒハツ」なのです。

以前私は、ある国立大学の薬学部にお願いして、ヒハツを注入したラットとしないラットに分け、内臓温度の変化を実験したことがあります。

ラットにはちょっとかわいそうなことをしたかもしれませんが、2種類のラットを冷蔵庫にいれたのです。

するとどうでしょう。何もしていないラットはみるみる内臓温度が下がったのに対し、ヒハツを注入したラットはあまり下がらなかったのです。

今までここまで効果のある食材は、見たことがありませんでした。

そこで確信しました。内臓を温めるのが目的なら第一にヒハツだと。

もちろん「ショウガ」や温め食材として知られる「根菜」なども有効です。

栄養のバランスをとりながら、上手に摂るようにすると、温め効果がさらに高まります。

コショウの代わりにかけるだけで十分！ ヒハツの基本の食べ方

それでは具体的にどれくらいの量を摂るとヒハツ効果があらわれるのか？

目安は、**1日たったの1グラム、小さじ1／2**程度で十分だと思います。

刺激が少ないとはいえ、摂りすぎは禁物なので、これぐらいの量に収めておくことがよいと思います。

これを毎日続けると、内臓温度が上がります。

ヒハツとショウガの比較

ショウガ		ヒハツ
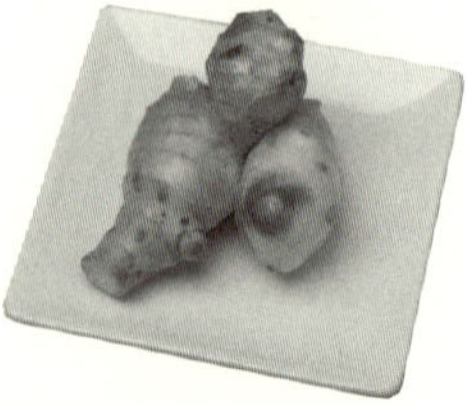		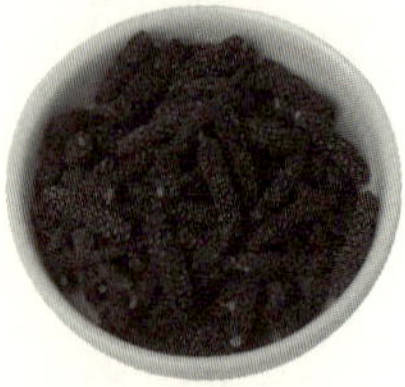
○	内臓温度	◎
ー 毛細血管を強くする成分は あまり含まれていない	毛細血管	◎ 内皮細胞と周皮細胞の接着力 を強化して毛細血管を強くする
◎ 「ジンゲロール」という 辛味成分が血流をよくし、 温かい熱を細部にまで届ける	血流	◎ 「ピペリン」という辛味 成分が血流をよくし、 温かい熱を細部にまで届ける
◎ 食べたときの刺激が強い 摂りすぎると、 胃を痛める可能性がある	刺激	○ 食べたときの刺激は 比較的マイルド。摂り続けても 胃を痛めにくい

ヒハツをすすめるのは、摂り方がかんたんなのも理由の1つです。「ショウガ」や根菜などの食材は調理するというステップが必要になりますが、香辛料として粉状になっているヒハツは、**何かにかけるだけで摂れます。**


好みや相性はありますが、とにかくかける。

お味噌汁やスープにひとふり、うどんにひとふり。

今までコショウをかけていたのをヒハツに代えてみるのもよいでしょう。

さらに、お茶や紅茶などに入れるなど、飲み物にかける。

漢方で体を冷やすといわれているコーヒーがどうしても飲みたくなったら、ヒハツをかけて飲んでください。


今回、いろいろな方に、ヒハツを食べてもらったのですが、特に**ラーメン、チャーハン、ホイコーローなど中華料理に合う**という方が多くいました。もちろん、いろいろな料理の調味料としてコショウ代わりにヒハツを使ってみるのもいいでしょう。**特に、肉の下味に使うのは、臭みも消えておすすめです。**

大切なことは、ヒハツを摂る習慣をつくることです。そうするだけで毛細血管が元気になり、血流もよくなり、内臓温度が上がることになります。

とはいえ、無理して摂取しても意味がありません。

個人差もあります。もしヒハツを食べることで体調が悪くなるなどがありましたら、やめて4章で紹介する「ほかほかストレッチ」などを試してください。また持病をお持ちの方は、医師と相談してみてください。

さて、次章では、血管を強くするといわれている食材や体を温める「ショウガ」や「根菜」などさまざまな健康食材と「ヒハツ」を組み合わせたレシピを紹介しています。

内臓をさらに温める、そして体をより健康にするために、ぜひ試してみてください。

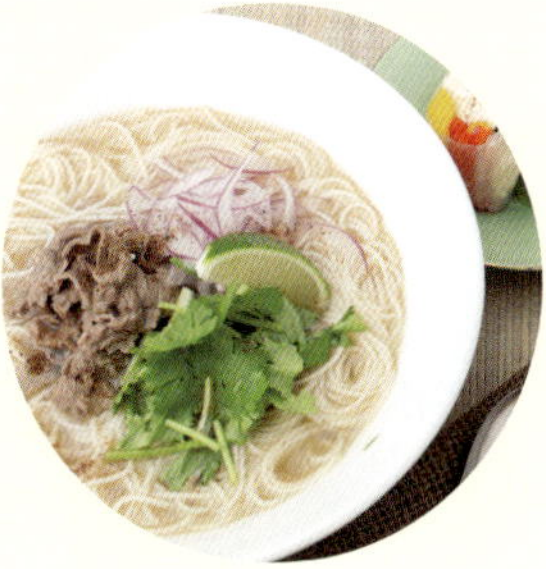

第3章

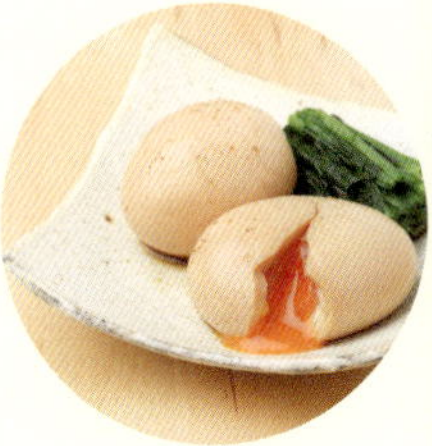

おいしく食べて
ラクラク健康
「ヒハツ」レシピ

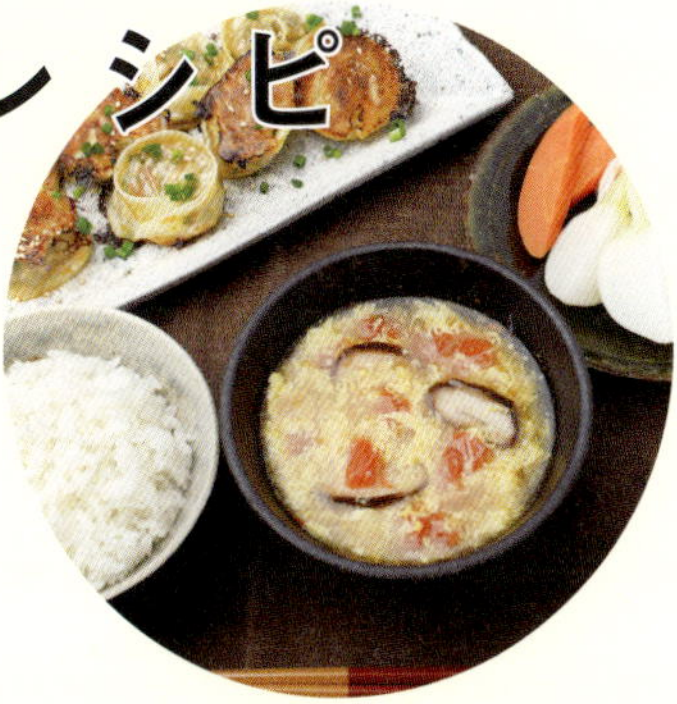

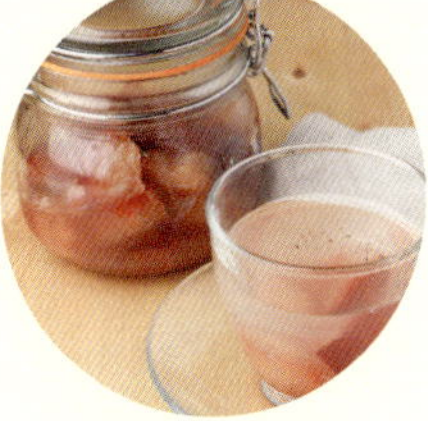

[計量の単位]
小さじ1＝5ml、大さじ＝15ml、1カップ＝200ml。いずれもすりきりで量ります。
[電子レンジの加熱時間]
600Wの場合の目安です。※機種によって多少異なる場合があります。

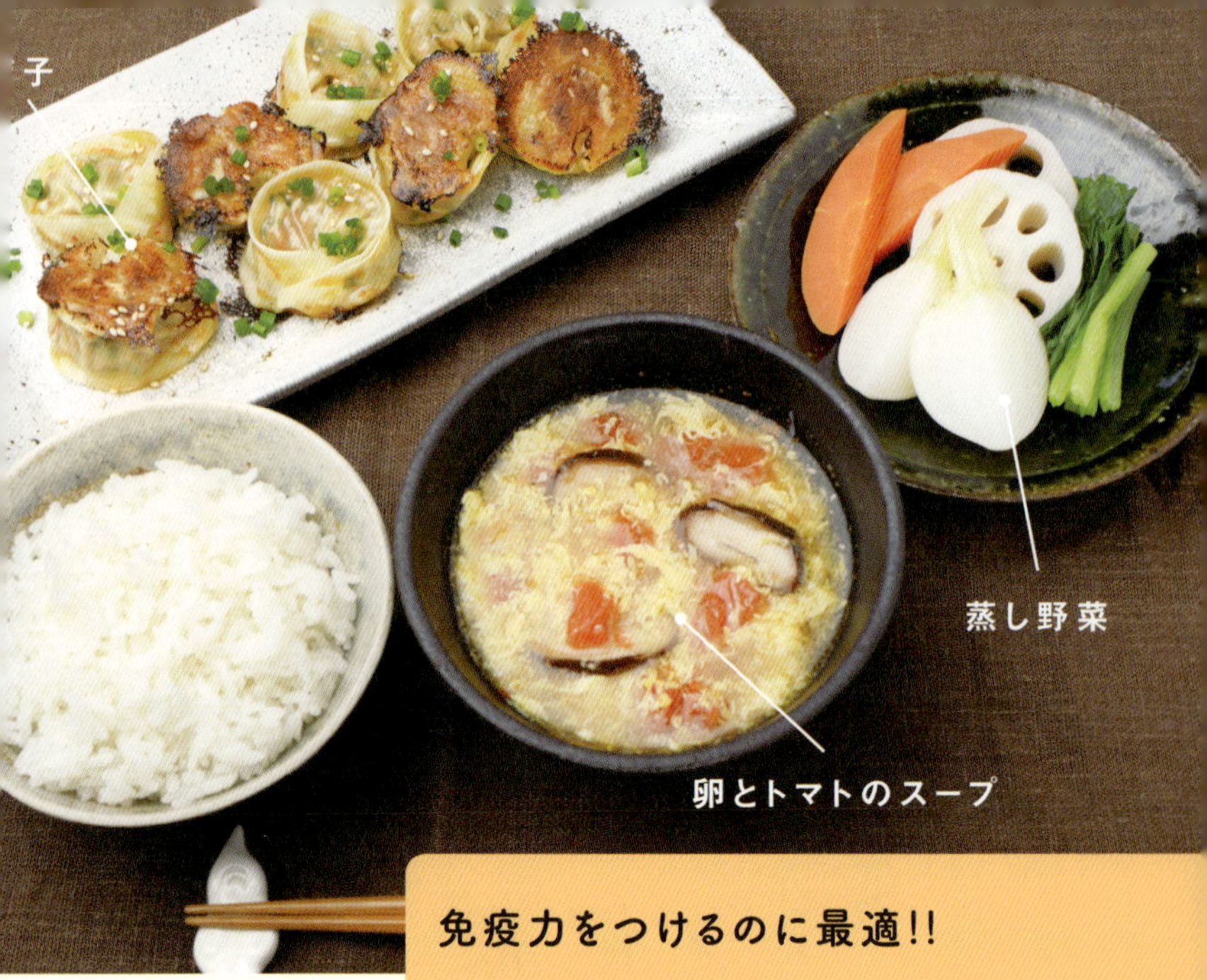

免疫力をつけるのに最適!!

定食① 餃子定食

餃子

材料（2人分）

	豚ひき肉	100g
	キムチ	100g
	ニラ	50g
Ⓐ	水	1/2カップ
Ⓐ	鶏ガラの素	小さじ1/3
Ⓐ	ヒハツ	小さじ1/2
Ⓐ	塩・しょう油	各少々
	餃子の皮	16枚
	油・ごま油	各適宜
	小ネギ・ごま	適宜

作り方

①豚ひき肉にⒶを入れてねばり気が出るまでしっかりとこね、よく水気を切り粗みじんにしたキムチとニラを入れ混ぜ、皮で包み、片栗粉（分量外）をひいたバットなどの上に並べておく。

②フライパンに油をひき、餃子を並べ、中火で焼き色がうっすらと付いてきたら水1/2カップを入れてフタをし、蒸し焼き。水分がなくなってきたらフタを開けて水分を飛ばす。

③全体がパリッとしたら、ごま油を垂らし、器に盛りつける。あれば、小ネギとごまをふる。そのままでも、お好みで酢をつけて食べてもOK。

卵とトマトのスープ

材料（2人分）

	卵	1個
	トマト	1/2個
	しいたけ	2枚
	ショウガ	1かけ
	ネギ	20g
	ごま油	小さじ1
Ⓐ	水	1・1/2カップ
Ⓐ	鶏ガラの素	小さじ1/2
Ⓐ	塩・ヒハツ	各 小さじ1/3
Ⓐ	しょう油	少々
	水溶き片栗粉	大さじ1

作り方

①トマトは1センチ角、しいたけは5ミリ幅の薄切り、ショウガは千切り、ネギはみじん切りにする。

②鍋にごま油をひき、ショウガ、ネギを炒める。香りがしてきたらしいたけとトマト、Ⓐを加えてひと煮立ちさせて味を整える。

③水溶き片栗粉を入れ、中火で温めよくかきまぜながら全体にとろみをつけ、溶いた卵を全体に流し入れたら火をとめる。

蒸し野菜

材料（2人分）

レンコン	60g
にんじん	30g
かぶ	1個
かぶの葉	適宜
塩	適宜

作り方

①野菜をひと口大に切る（レンコンは1センチ幅、にんじん1センチ幅、かぶはくし型、かぶの葉は4センチ幅）。

②耐熱皿に①をのせて塩を全体にふってラップをかけ、電子レンジで1分30秒～2分加熱。お好みで、ヒハツ・マヨネーズ・しょう油を混ぜたソースを添えてもおいしい。

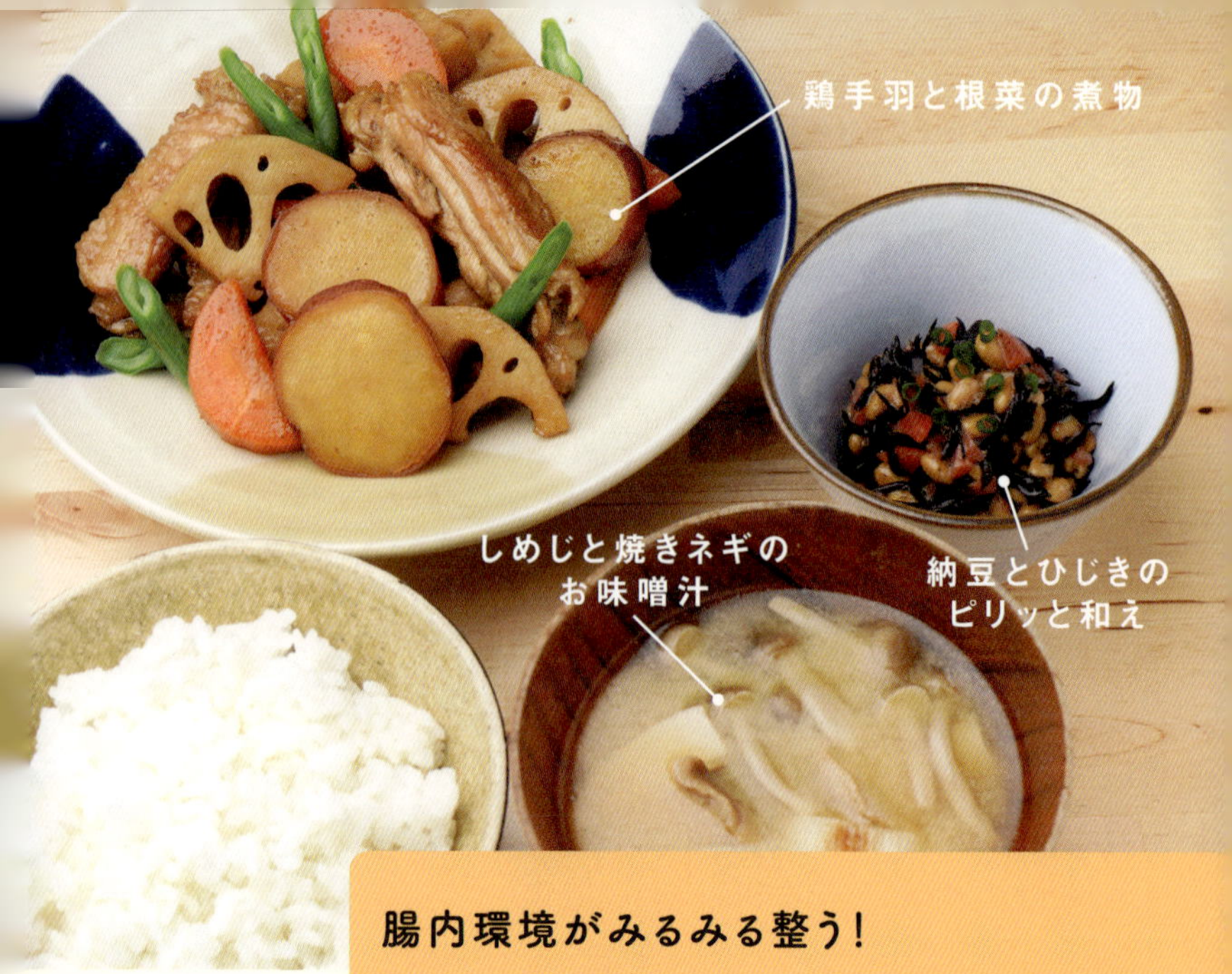

腸内環境がみるみる整う！

定食② 鶏手羽と根菜の定食

鶏手羽と根菜の煮物

材料（2人分）

	鶏手羽	4本
	レンコン	80g
	さつまいも	80g
	にんじん	1/3本
	インゲン	3本
	水	1･1/2カップ
Ⓐ	ヒハツ	小さじ1/2
Ⓐ	しょう油･酒･みりん	各大さじ1強
Ⓐ	砂糖	小さじ1

作り方

①鶏手羽は手羽先と手羽中に分け、手羽中は骨にそって半分に切る。レンコンは皮をむいてひと口大、さつまいもは1センチ幅に切り、水でしっかりともみ洗いする。にんじんはひと口大の半月切りに。

②鍋に手羽先と手羽中を入れて中火で焼き色が付くまで焼く。レンコン、さつまいも、にんじん、水を入れてひと煮立ちさせ、アクを除いてⒶを加え、フタをして中火弱で約8～10分煮込む。野菜に火が通ったらフタをあけ、中火強で水分を飛ばしながら煮汁がとろっとするまで煮切る。

③青茹で（熱湯の中に塩をひとつまみ入れて茹でること）してひと口大に切ったインゲンを全体にちらす。

納豆とひじきのピリッと和え

材料（2人分）

- 納豆……1パック
- ひじき（乾燥）……大さじ1
- カリカリ梅干し……1個
- ヒハツ……小さじ1/3
- 小ネギ……適宜

作り方

①ひじきをボウルに入れ、たっぷりのお湯を注いでラップをかけ、そのまま8分放置。戻ったらしっかりと水気を切る。カリカリ梅干しは種を除いて粗みじんに切る。

②納豆を添付のタレとからしごと混ぜ合わせ、その他の材料を混ぜ合わせる。器に盛りつけ、あれば小ネギをちらす。

しめじと焼きネギのお味噌汁

材料（2人分）

- しめじ……1/2パック（100g）
- ネギ……10センチ
- ごま油……小さじ1
- 味噌……大さじ1・1/3

作り方

①しめじは石づきを除いてひと口大に切る。ネギは3センチ幅に切る。

②鍋にごま油とネギを入れて中火で両面を焼き、焼き色が付いたらしめじと水を入れてひと煮立ちさせ、火が通ったら味噌を溶き入れる。

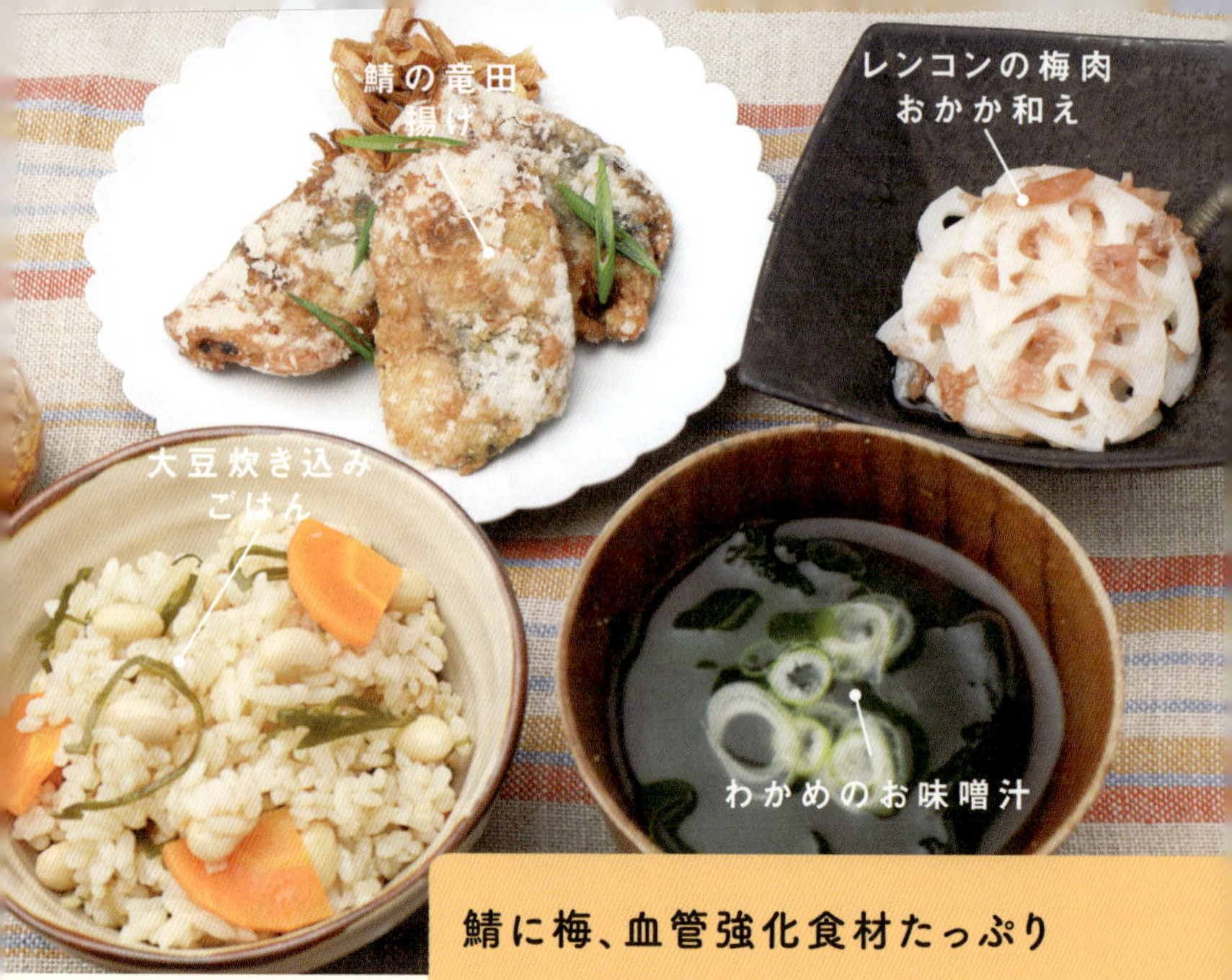
鯖の竜田揚げ
レンコンの梅肉おかか和え
大豆炊き込みごはん
わかめのお味噌汁

鯖に梅、血管強化食材たっぷり

定食③ 鯖の竜田揚げ定食

大豆炊き込みごはん

材料（2人分）

	米	1合
	大豆の水煮	100g
	ショウガ	1かけ
	にんじん	1/4本
	糸昆布	適宜
Ⓐ	ヒハツ	小さじ1/2
Ⓐ	酒	大さじ1
Ⓐ	塩	小さじ1/3
Ⓐ	しょう油	小さじ1

作り方

①ショウガは千切り、にんじんはいちょう切りにする。

②炊飯釜に洗ったお米とⒶを入れ、1合の線まで水を入れてよく混ぜる。大豆の水煮、糸昆布、①を上にのせてそのまま普通に炊く。

鯖の竜田揚げ

材料(2人分)

- 鯖……1/2尾(200g)
- Ⓐ すりショウガ……1かけ分
- Ⓐ すりにんにく……1かけ分
- Ⓐ ヒハツ……小さじ1/3
- Ⓐ 酒……大さじ1
- Ⓐ みりん・しょう油……小さじ2
- 片栗粉……適宜
- ごぼう……60g
- 塩・ヒハツ……各適宜
- 小ネギ……適宜

作り方

①鯖の骨を除いてひと口大のそぎ切りにし、30分以上Ⓐに漬け込む。ごぼうは泥を落としてピーラーで薄くスライスし、水でさっと洗って水気をしっかりとふきとる。

②ごぼうを170〜180℃の油で素揚げし、油を切って塩とヒハツを全体にふる。鯖に片栗粉をまぶして余分な粉を除き、170〜180℃の油でカリッとするまで揚げて油を切る。

③器に②を盛りつけ、あれば小ネギをちらす。

レンコンの梅肉おかか和え

材料(2人分)

- レンコン……80g
- 梅干し……1個
- Ⓐ 酢……大さじ3
- Ⓐ 砂糖……小さじ2
- Ⓐ かつおぶし……1g

作り方

①レンコンは皮をむいて薄切りにし、水でしっかりと洗う。梅干しは種を除いてたたく。

②耐熱皿に①とⒶを入れてラップをかけ、電子レンジで1分30秒加熱し、レンコンに火が通ったら冷めるまでそのまま置き、味をなじませる。

わかめのお味噌汁

材料(2人分)

- わかめ(乾燥)……小さじ2
- 味噌……小さじ4
- 熱湯……1・1/2カップ(300cc)、
- ネギ・ヒハツ……各適宜

作り方

①お椀にわかめ、味噌を半分量ずつ入れ、熱湯を150ccずつ注いでよく混ぜて味噌を溶き、あればネギの小口切りとヒハツをふる。
※普通に鍋で作ってもよい

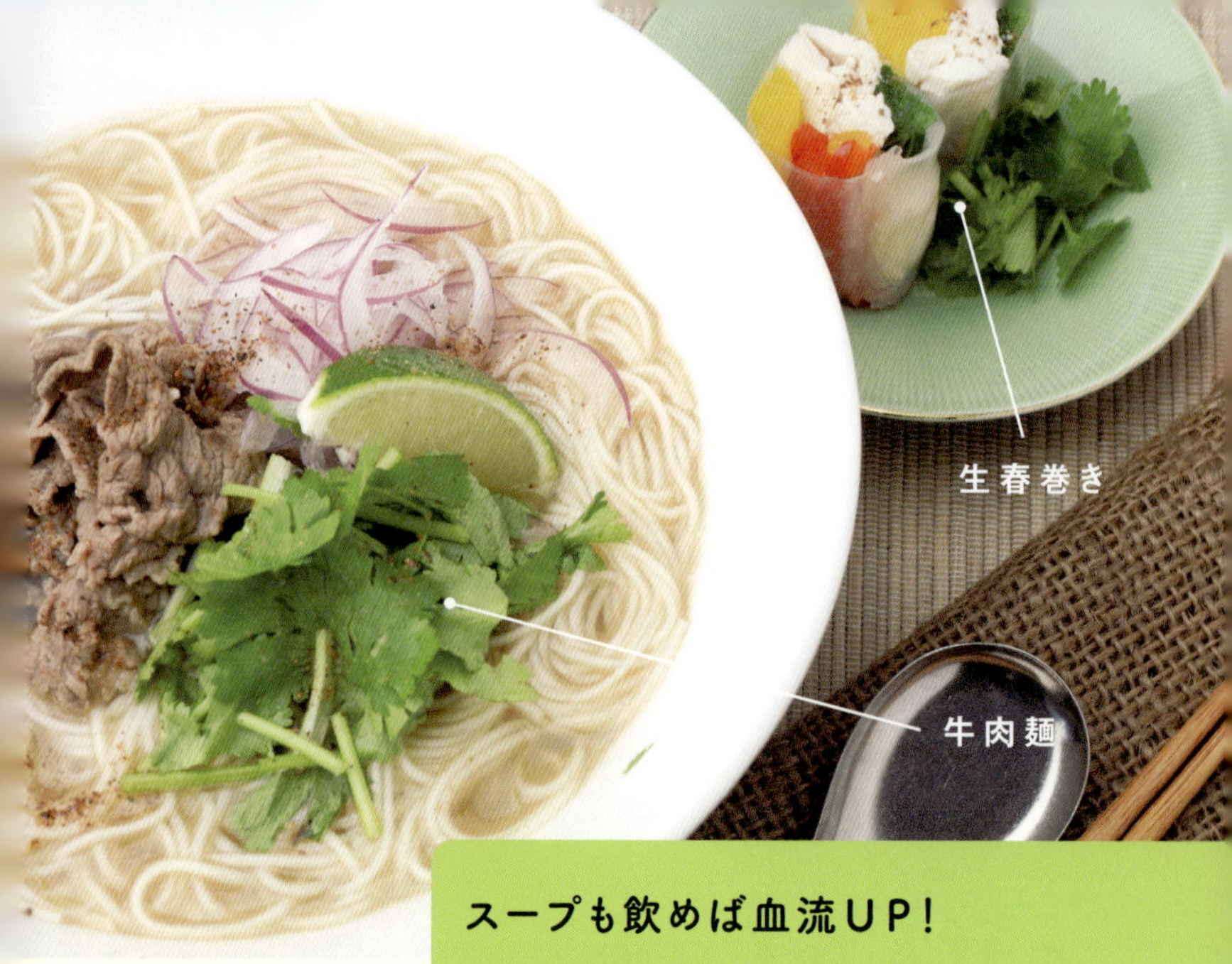

スープも飲めば血流UP!

牛肉麺と生春巻き

牛肉麺

材料（2人分）

	ショウガ	2かけ
	ネギ（青い部分）	1本分
	にんにく	2かけ
	輪切り唐辛子	適宜
	そうめん	4束
	油	小さじ2
	水	4カップ
	酒	大さじ4
	ヒハツ	小さじ2/3
	牛肉	150g
Ⓐ	ライム汁	1/2個分
Ⓐ	ナンプラー	大さじ1・1/2
Ⓐ	塩	小さじ1/4
	香菜・紫玉ねぎ・ライム	適量

作り方

①ショウガとにんにくをみじん切りにする。ネギの青い部分は手で半分にちぎる。香菜は2センチ幅に切り、紫玉ねぎは薄切りにする。

②鍋に油、ショウガ、にんにく、ネギの青い部分、唐辛子を入れて香りが出るまで弱火で炒める。水と酒、ヒハツを加えてひと煮立ちさせ、牛肉を加えて中火で約3分煮てアクを除き、Ⓐを加えて味を整えてスープをつくる。

③別鍋でたっぷりの湯を沸かし、そうめんを1分程度茹でて水気をしっかりと切り、器に盛ってスープを注ぐ（ネギの青い部分は取り除く）。香菜、紫玉ねぎ、ライムを添える。

生春巻き

材料（2人分）

ライスペーパー……1枚
ささみ……2本
酒……大さじ1
パプリカ（赤・黄）……各1/4個
香菜……適宜
Ⓐ ナンプラー……小さじ2
Ⓐ ライム汁（レモン汁でも）　小さじ1・1/2
Ⓐ ヒハツ……小さじ1/3
Ⓐ 砂糖……小さじ1/2

作り方

①ささみは筋を除いて耐熱容器に入れ酒をふり、ラップをかけて電子レンジで1分～1分30秒ほど加熱し、火を通す。粗熱が取れたら大きくほぐす。パプリカは8ミリ幅の細切りにして耐熱皿に入れ、ラップをかけて電子レンジで1分加熱する。香菜は1センチ幅にざく切りにする。

②ライスペーパーを水で濡らし、清潔な濡らした布巾の上に置く（薄いダスターのようなものだと、巻きやすい）。①のささみとパプリカ、香菜をのせて手前から奥に巻く。

③4等分に切り、器に盛りつけて、香菜を添える。Ⓐを混ぜ合わせてタレを作り、お好みでつけていただく。

リンゴとレモンでビタミンも補給

ヒハツのリンゴシロップ

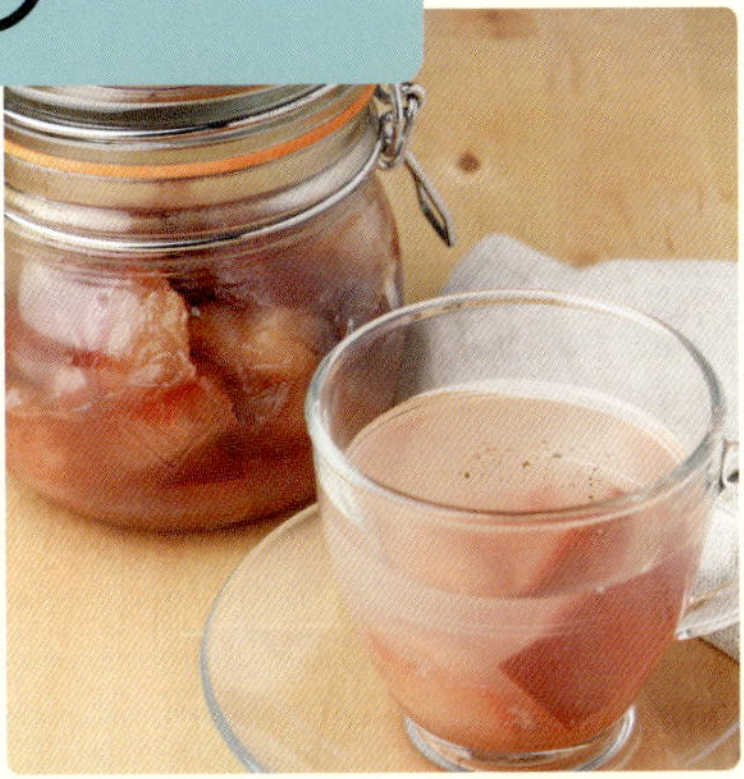

材料（作りやすい分量）

りんご……1個
ショウガ……1かけ
砂糖……40g
ヒハツ……小さじ2
レモン汁……大さじ1

作り方

①りんごをひと口大に切り、ショウガはすりおろす。鍋にすべての材料を入れてざっくりと混ぜ合わせて、そのまま10分置く。

②水分が出てきたら弱火にかけ、10～15分時々混ぜながら煮る。適量をグラスに入れて、湯・紅茶・ミルクなどを注いで、りんごと一緒にいただく。

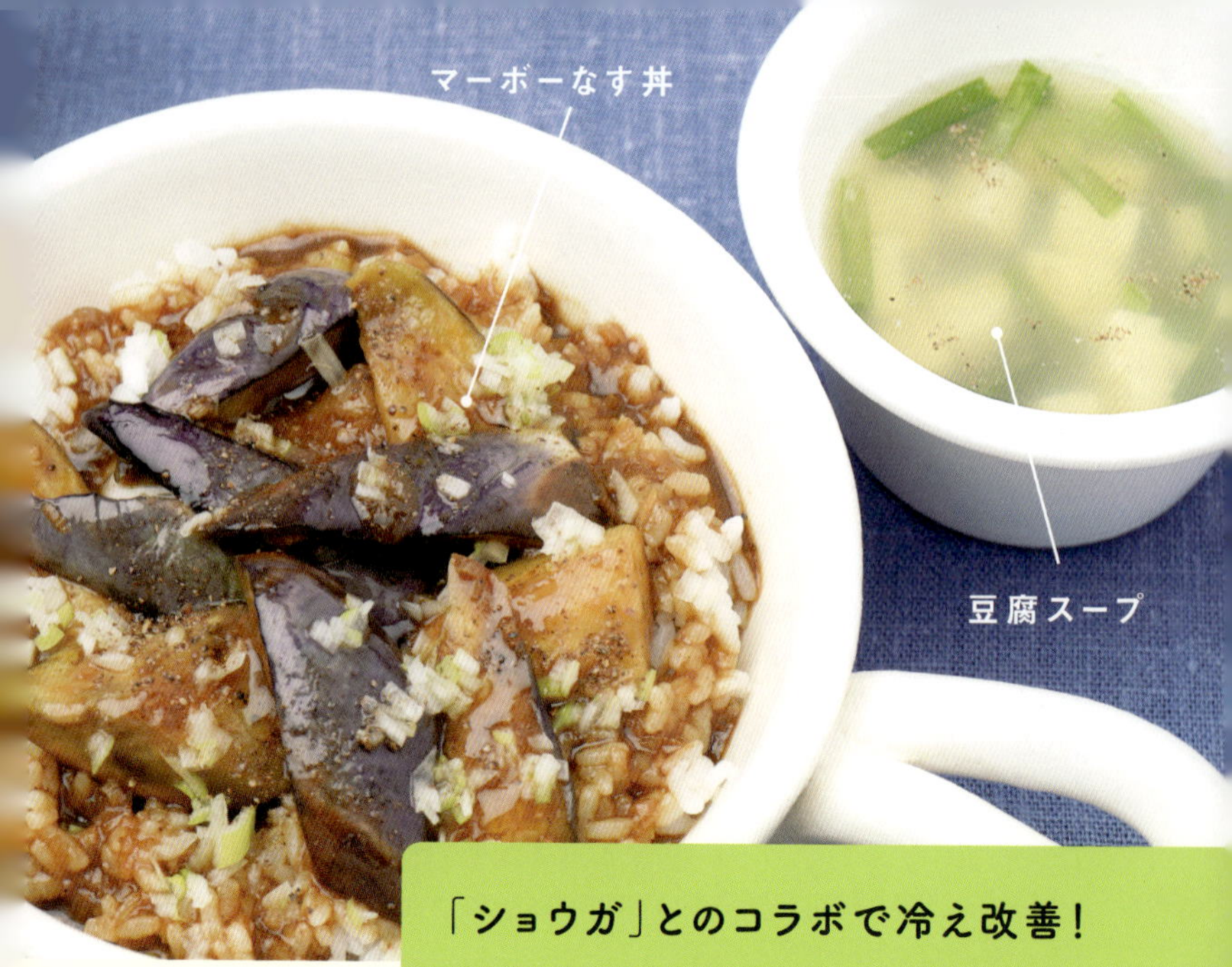

「ショウガ」とのコラボで冷え改善！

マーボーなす丼と豆腐スープ

マーボーなす丼

材料（2人分）

なす……2本
豚ひき肉……100g
ネギ……30g
ショウガ……1かけ
ごま油……大さじ1
Ⓐ
ヒハツ……小さじ1/2
甜麺醤……大さじ1・1/2
しょう油……小さじ2
鶏ガラの素……小さじ1/2
水……3/4カップ
片栗粉……小さじ2
ご飯……400g

作り方

①ネギとショウガをみじん切りにする。なすは乱切りにする。

②フライパンにごま油をひき、なすを皮目から入れてさっと中火で炒め、火が通ったら取り出す。ネギとショウガも中火で炒めて香りがしてきたら、ひき肉を加えて、ヘラなどでほぐしながら、肉に火が通りパラパラとするまで炒める。

③Ⓐをよく混ぜたものを入れて、混ぜながらひと煮立ちさせ、全体にとろみがついてきたらなすを戻し入れて温める。

④器にご飯を盛りつけて③をかけ、お好みでヒハツ、ごま油、ネギをちらす。

豆腐スープ

材料（2人分）

- 絹豆腐……100g
- ニラ……20g
- 水……1・1/2カップ
- 鶏ガラの素……小さじ1/2
- 塩……小さじ1/4
- ヒハツ・しょう油……各少々

作り方

①絹豆腐を1センチ角に切る。ニラは1センチ幅のざく切りにする。

②鍋に水と絹豆腐、鶏ガラの素を入れてひと煮立ちさせ、ニラを加えて火を通す。ニラに火が通ったら、塩、ヒハツ、しょう油で味を整える。

ヒハツ＋レモンで疲れを解消！

ヒハツレモン

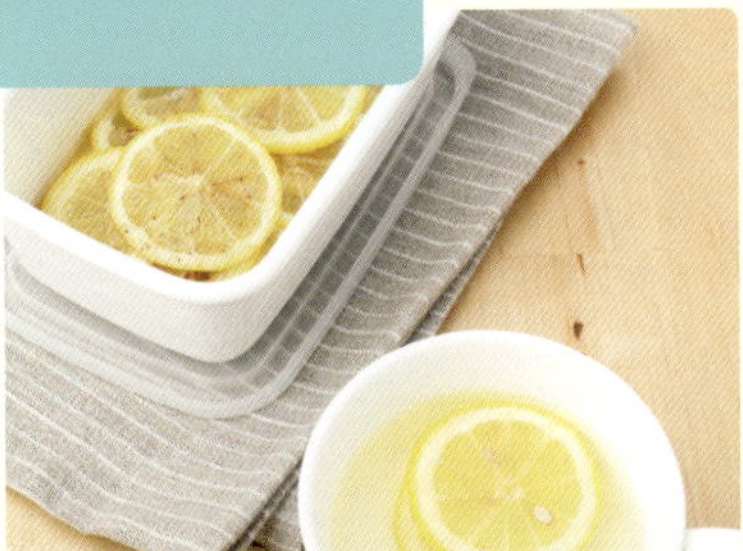

材料（作りやすい分量）

- レモン……2個
- はちみつ……30g
- ヒハツ……小さじ1

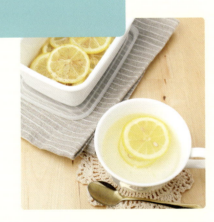

作り方

①レモンを薄く輪切りにする。はちみつとヒハツをざっくりと混ぜ合わせて、そのまま半日以上置く。漬け込み汁と、レモンをカップに入れ、湯や紅茶、ミルクなどを注いでいただく。

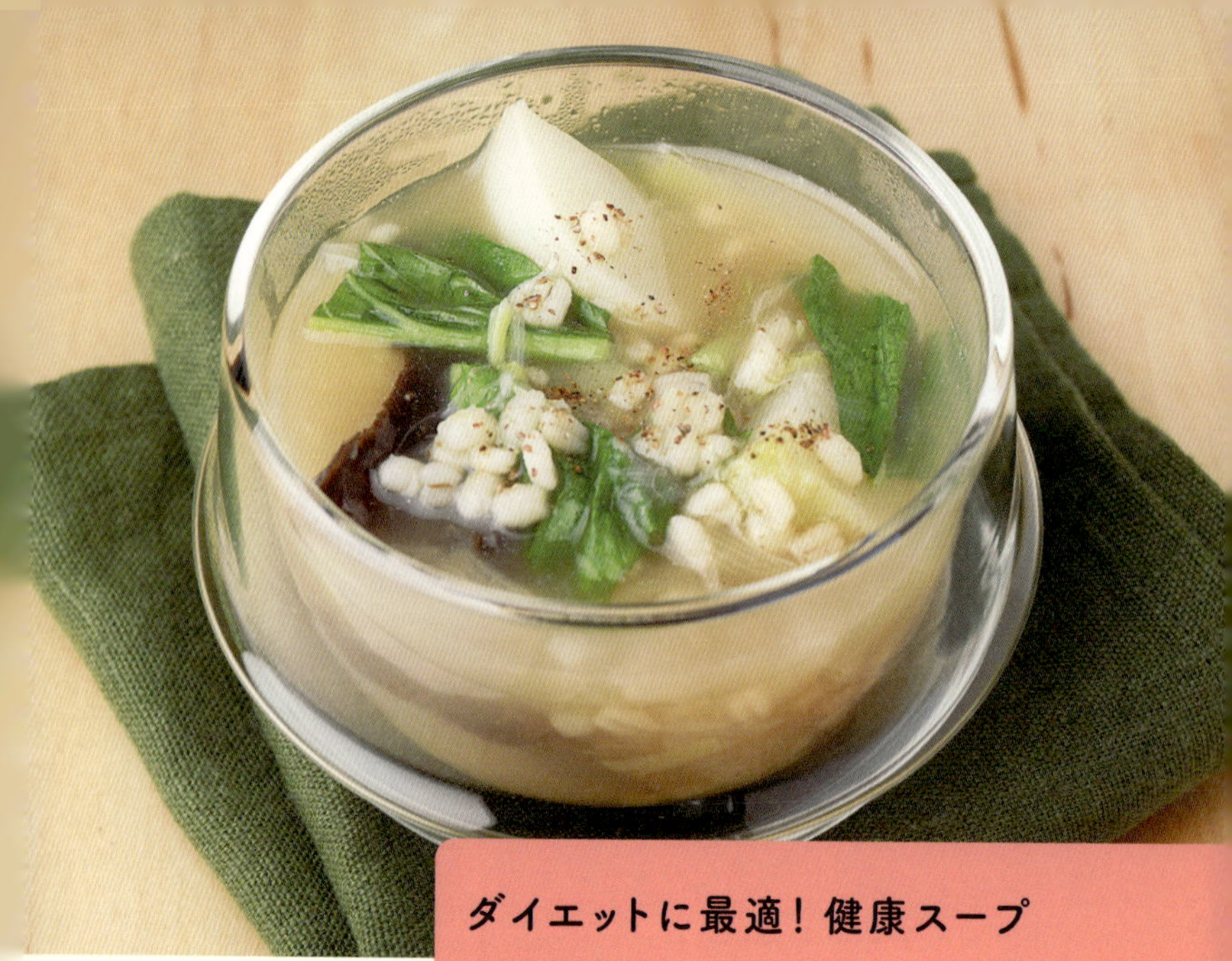

ダイエットに最適！健康スープ

薬膳スープ

材料（2人分）

水……3・1/2カップ
きくらげ（乾燥）……2g
もち麦……30g
ショウガ……1かけ
かぶ……2個
かぶの葉……30g
ヒハツ……小さじ1
鶏ガラの素……小さじ1/2
塩……小さじ1/3
しょう油……小さじ1

作り方

①ショウガは千切り、かぶは4〜6等分、かぶの葉は3センチ幅に切る。
②鍋に水ときくらげ、もち麦を入れてひと煮立ちさせる。ひと煮立ちしたら、①とヒハツ、鶏ガラの素を入れて13〜15分程度中火で煮る。もち麦に火が通ったら、塩としょう油で味を整える。

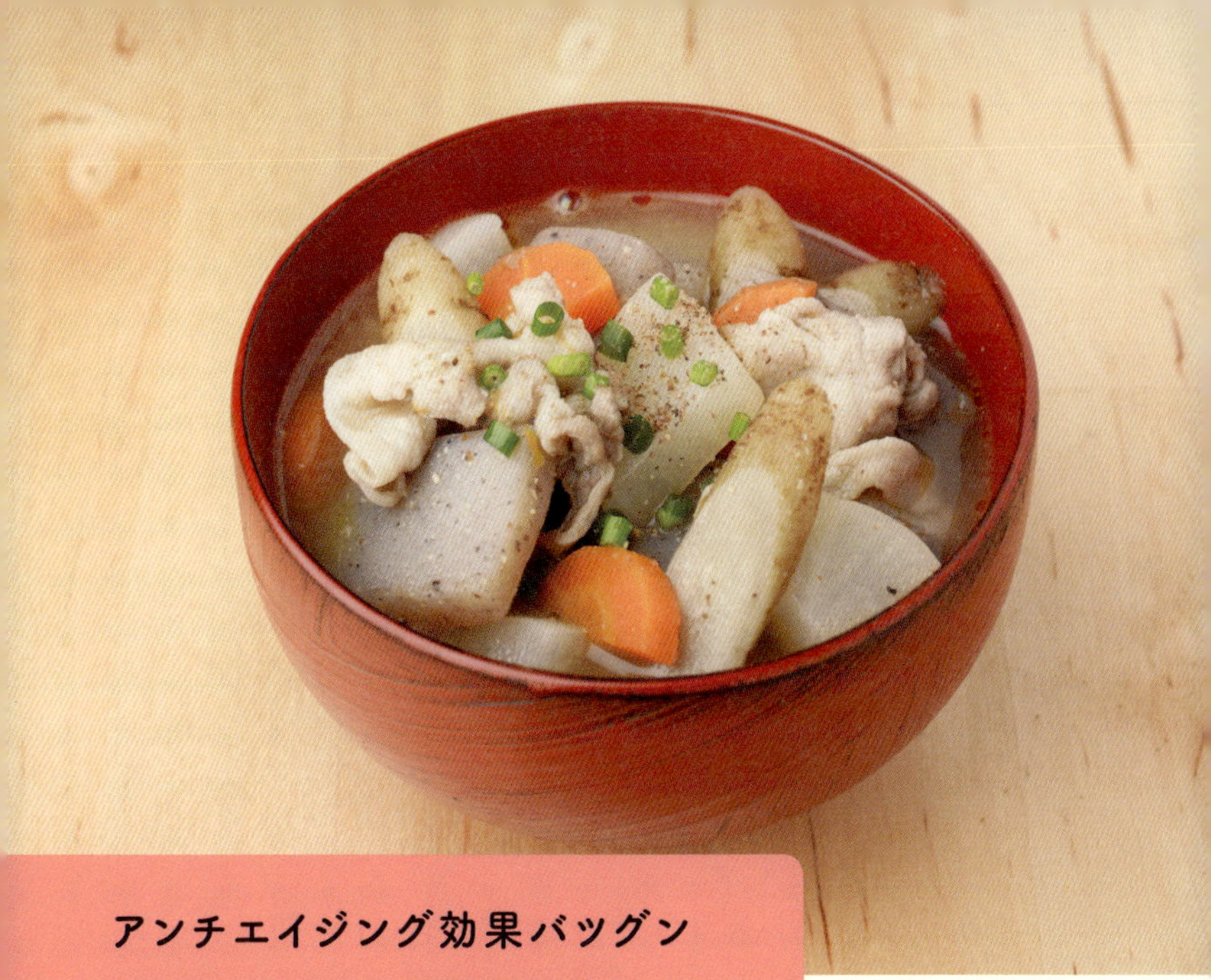

アンチエイジング効果バツグン

具だくさん味噌汁

材料（2人分）

ごぼう	30g
にんじん	30g
こんにゃく	50g
豚バラ肉	80g
大根	50g
水	3カップ
ヒハツ	小さじ1/2
味噌	大さじ1強
小ネギ	適宜

作り方

①ごぼうは泥を落として5ミリ幅に斜め薄切り、にんじんは8ミリ幅に半月切り、こんにゃくは5ミリ幅のひと口大、豚バラ肉は大きければ食べやすい大きさに切る。大根は8ミリ幅のいちょう切りに。

②鍋に①と水を入れてひと煮立ちさせ、アクを除きながら約8～10分中火弱で煮込み、全体に火を通す。ヒハツと味噌を入れて味を整える。あれば小ネギをちらす。

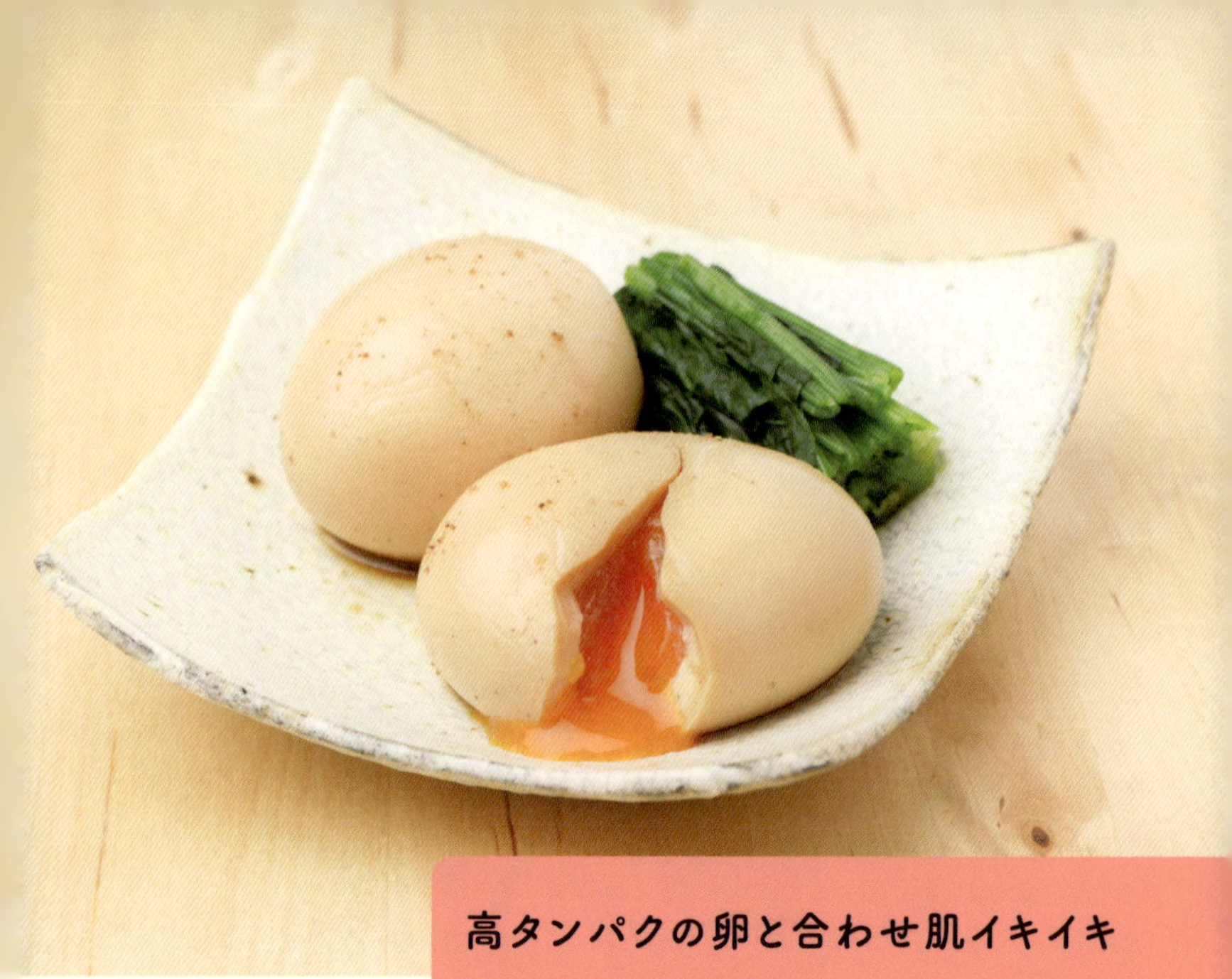

高タンパクの卵と合わせ肌イキイキ

とろっと煮卵

材料（作りやすい分量）

卵……6個
ショウガ……1かけ
ネギ（青い部分）……1本分
Ⓐ ロングペッパー……大さじ1/2
Ⓐ しょう油・みりん・酒……1/4カップ
Ⓐ 砂糖……大さじ1・1/2
塩・酢……各適宜

作り方

①たっぷりの水に塩と酢（各適宜）を入れて火をかける。沸騰したら卵を入れ、そこから5〜6分そのままゆでる。冷水に卵を入れてヒビを入れながら殻をむく（黄身がゆるい状態なので、丁寧にむくこと）。

②鍋にショウガの薄切り（皮ごと）と、ネギの青い部分を大きくちぎって入れ、Ⓐをすべて入れてひと煮立ちさせて2分加熱して火を止める。

③粗熱がとれたら、②を保存袋に移し入れ、①の卵を入れて漬け込む。時々裏表を変えながらまんべんなく味がつくようにする。すぐに食べてもよいが、漬け込みが長いと、中まで味がしっかりとなじむ。

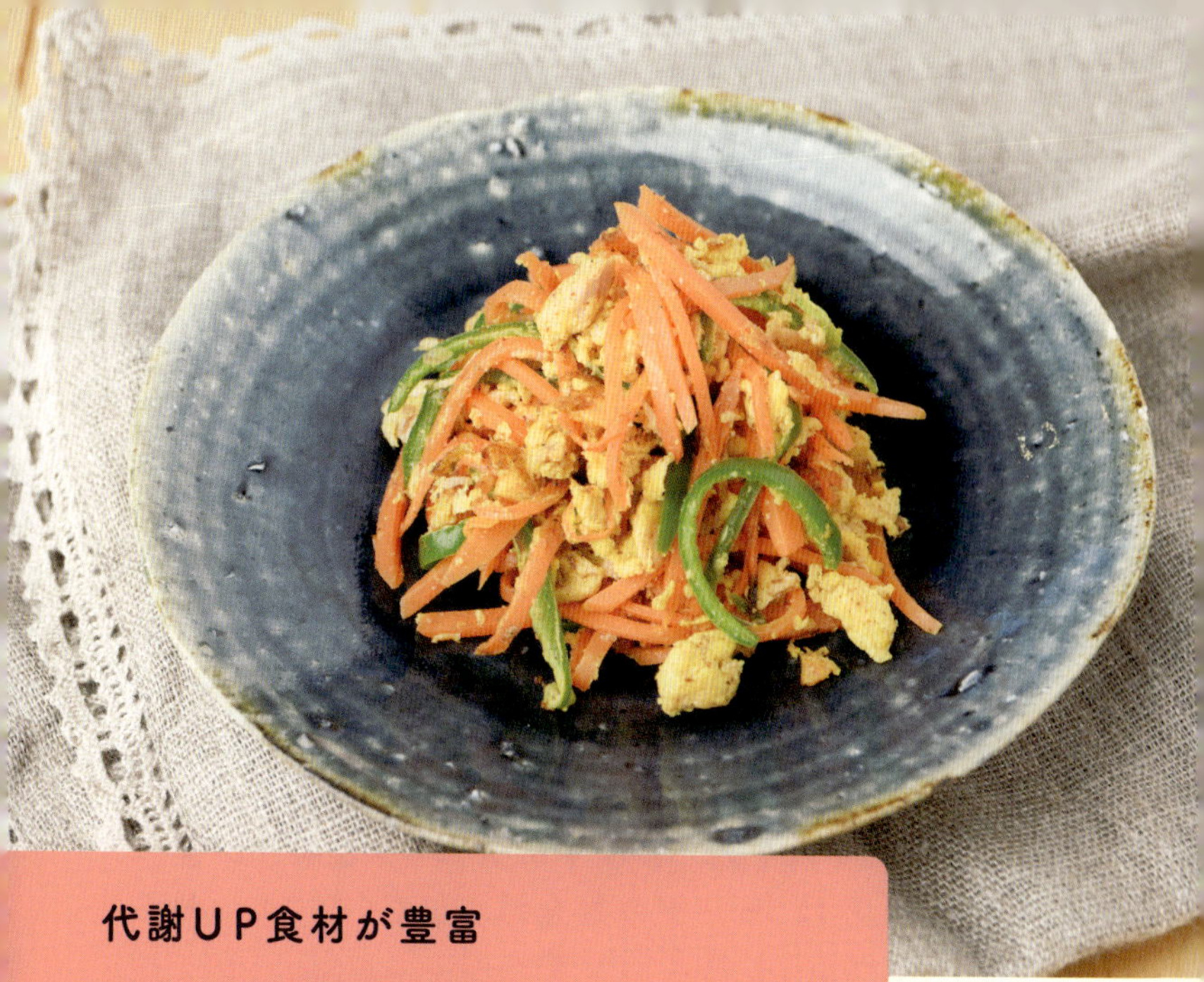

代謝UP食材が豊富

ツナの野菜炒め

材料（2人分）

にんじん	1/2本
ピーマン	1個
ツナ缶（ノンオイル）	1缶
卵	1個
油	小さじ2
ヒハツ	小さじ1/3
塩・しょう油	各少々

作り方

①にんじんとピーマンは、細切りにする。フライパンに油の半分量をひき、にんじんを中火で炒め、少ししんなりとしてきたらピーマンとツナ缶を汁ごと加えて炒め合わせて、ピーマンに火が通ったらフライパンの片側によせる。

②空いたところに残りの油を入れ、溶いた卵を入れて中火で炒め、半熟状になったら全体を合わせて、ヒハツ・塩・しょう油で味を整える。

ここに気をつけると さらに 効果UP!

- 味覚は人それぞれ。辛味やエスニックな香りが苦手という方は、ヒハツの量を減らしてください。おいしく食べることが大切です。
- 内臓温度を上げようと、張り切ってヒハツを食べすぎても逆効果！　1日に小さじ1/2食べれば十分です。どこか1食、ここに掲載されているレシピにするだけで、内臓は温まっていきます。
- どうしてもヒハツが手に入らない、体に合わないというときは、ショウガパウダーで代用してみてください。
- 食べてお腹が落ち着いたら、ぜひ次章で紹介する「ほかほかストレッチ」を試してください。間をあけずに行うことでヒハツの効果が高まります。

第4章

内臓を温めるために さらにやっておいた 方がいい2つの方法

「ほかほかストレッチ」と「防寒テープ貼り」で、内臓はさらに温まる

健康になりたければ、ジム通いよりも、自宅で「ほかほかストレッチ」

内臓温度を上げるためには、まず毛細血管を強くする必要があります。
加齢やストレス、生活習慣などで毛細血管が劣化したり、少なくなったりすると、熱エネルギーで温められた血液を体全体に届けられなくなるからです。

毛細血管の強化としてかんたんな方法が、これまで述べてきた究極の温め食材である「ヒハツ（ロングペッパー）」を毎日1グラム摂ることです。
第3章のレシピ案で紹介したように、食べ物や飲み物などと一緒に摂れば、誰でもかんたんに毛細血管の強化を図れるはずです。

ヒハツを摂ることを習慣にするだけでも内臓は温まりますが、さらに効果を上げる方法が2つあります。

1つは、熱をつくる力と運ぶ力を強化すること。

もう1つは、熱を逃がさないことです。

熱をつくる力がつけば、ヒハツで強化された毛細血管を通して、いつも温かい血液を体中に届けられるようになります。


では熱をつくる力と運ぶ力を強化するにはどうすればよいのか。

それは運動をして筋肉、特にインナーマッスルをつけることです。

では、ジムに通って、筋肉をつけるのがいいのか。

続けられる人はそれでよいのかもしれません。

ただ、忙しかったり、おっくうだったりでなかなか続けられない人もいると思います。


そこで、できるだけ、かんたんに、自宅で、しかもちょっとした空き時間にできる「ほかほかストレッチ」です。所要時間はわずかに3分。

3種類のインナーマッスルを刺激するストレッチをするだけで、これなら誰にでもできるはずです。

特に、今回試していただいたモニターさんからは、**ヒハツを使った料理を食べたあと、胃が落ち着いたころに、このストレッチをすると、すぐに体がポカポカ温まってきた**という意見を多くいただきました。

運動によって血流がよくなり、ヒハツの効果が体中に素早く回ったからではないかと思います。

また、体全体に届けられた熱を逃がさないようすると、内臓温度はより上がります。

そのための方法が、血管が浮き出ている場所にテープを貼ることです。

名付けて「防寒テープ貼り」。

どちらもかんたんですし、ヒハツが手に入らないという方は、この2つだけでもぜひ試してみてください。

とってもかんたん！
1日3分
「ほかほかストレッチ」
のやり方

どこでもいつでも誰でもかんたんにできる「ほかほかストレッチ」

それでは内臓温度を上げる「ほかほかストレッチ」を紹介しましょう。
ストレッチは3種類をそれぞれ1日1セット行ってください。
1つは、**インナーマッスルを左右から刺激する「ヘリコプターストレッチ」**。
2つ目は、**前後から刺激する「足上げガッツポーズストレッチ」**。
そして3つ目が、**お腹からの血流をよくする「おじぎストレッチ」**です。

「おじぎストレッチ」で、インナーマッスルを刺激するだけでなく、お腹からの血流をよくするのは、内臓温度が下がると、流れが悪くなった血液が下腹部にたまることが多いからです。
「おじぎストレッチ」は、そのたまった血液を、流す効果があるので、特に冷えの自覚のある人や、「隠れ冷え」の疑いのある人は積極的に行うようにしましょう。

すべてのストレッチを行っても約3分で終わります。

皆さん毎日忙しいとは思いますが、1日3分くらいならとれるはずです。

場所は、自宅でもオフィスでも構いません。イスに座れるところならどこでもできます。

さらに、**「ほかほかストレッチ」は、若い人から高齢の人まで、何歳でもできるかんたんなものにしました。**

朝起きてからでも、日中の空き時間でも夜眠る前でも、どの時間帯に行っても構いません。

ただ、食後すぐに行うと、気持ち悪くなってしまうこともあるので、注意が必要ですが、ヒハツ（ロングペッパー）を食べたあと、しばらくしてから行うと、効果は高まります。

このストレッチは、誰でも安全にできるように、基本はイスに座ったままで行うストレッチになります。

もう少し負荷をかけたいとか、物足りないとか思うときは、立った状態で行ってみましょう。

座ったバージョンか立ったバージョンどちらかで構いません。

3種類のストレッチを1日1セットずつ行いましょう。

ただし、立ったバージョンの「ほかほかストレッチ」は、座った状態でしっかりできる人だけ行ってください。

座ったままでも十分に効果はあるので、無理をしないことです。また無理せずできる回数で行ってください。楽しんでやるのが一番です。

転倒してケガをすると、日常生活の動きが制限されるようになります。

1日の代謝活動が減って、内臓温度を下げることになると本末転倒ですからね。

ちなみに、このストレッチのやり方をより理解していただけるように、動画を用意しています。

最終ページに詳細がありますので、ぜひ見てください。

ほかほかストレッチ①
ヘリコプターストレッチ

座って

1日1セット

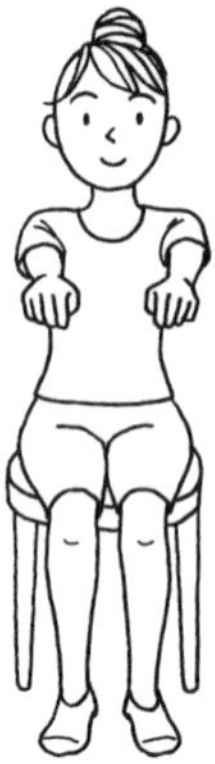

1

背すじを伸ばしてイスに座り、両腕を伸ばしたまま肩の高さまで前に上げる。

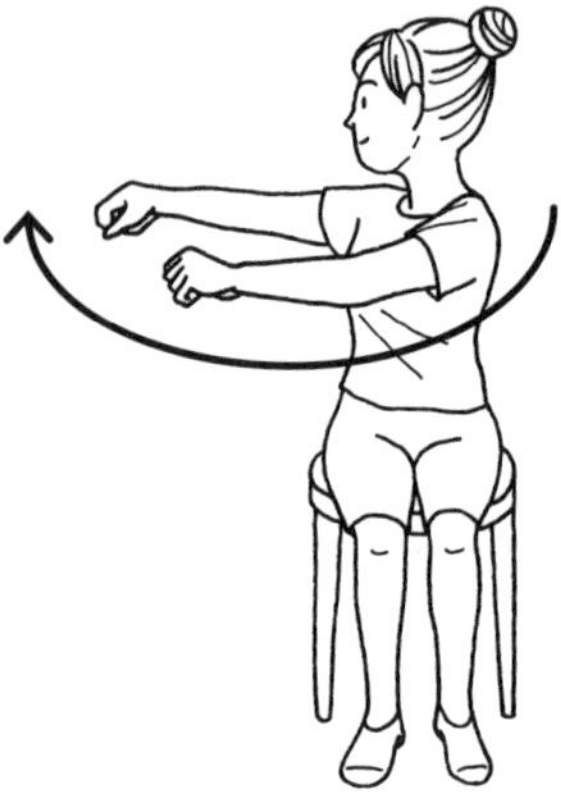

2

両腕を伸ばしたまま、上体を右にひねる。ひねりきったところで5秒キープする。目線を右手から離さないようにしながらひねると、限界までひねることができる。1の姿勢に戻る。

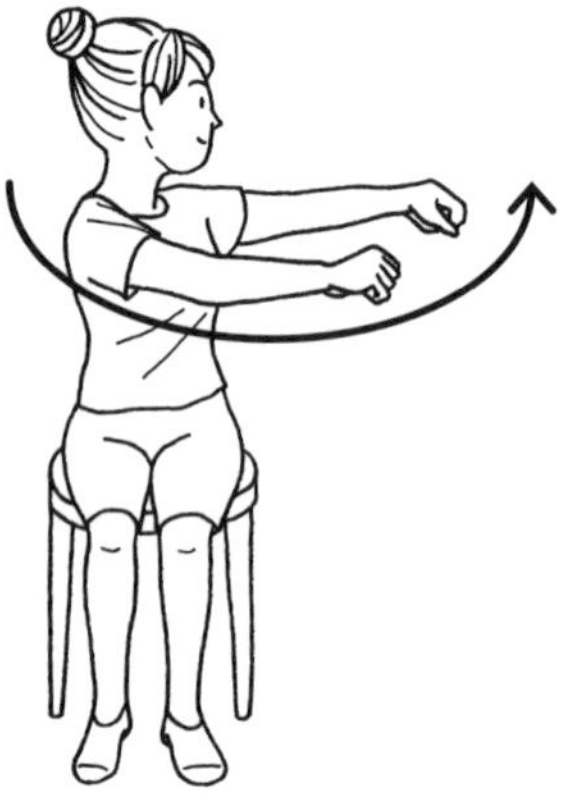

3

両腕を伸ばしたまま、上体を左にひねる。ひねりきったところで5秒キープし、目線は左手から離さないようにする。1の姿勢に戻る。

1～3を5回繰り返します。

立って

1日1セット

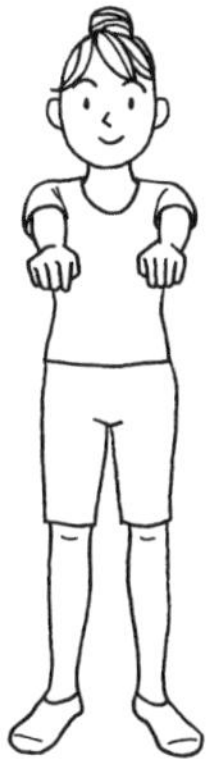

1

足を肩幅に開き、背すじを伸ばして立ち、両腕を伸ばしたまま肩の高さまで前に上げる。

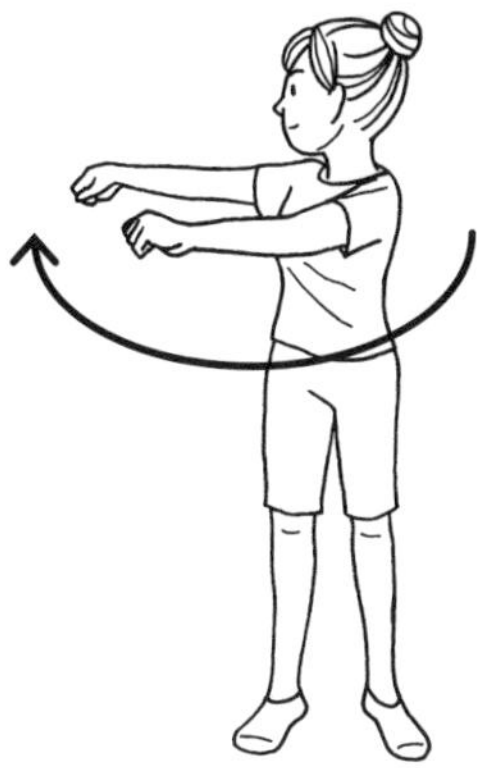

2

両腕を伸ばしたまま、上体を右にひねる。ひねりきったところで5秒キープする。目線を右手から離さないようにしながらひねると、限界までひねることができる。1の姿勢に戻る。

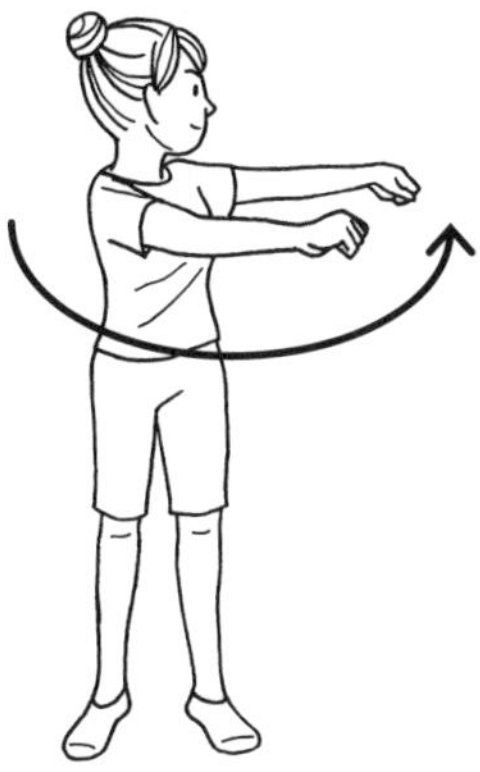

3

両腕を伸ばしたまま、上体を左にひねる。ひねりきったところで5秒キープし、目線は左手から離さないようにする。1の姿勢に戻る。

1〜3を5回繰り返します。

ほかほかストレッチ②
足上げガッツポーズストレッチ

座って

1日1セット

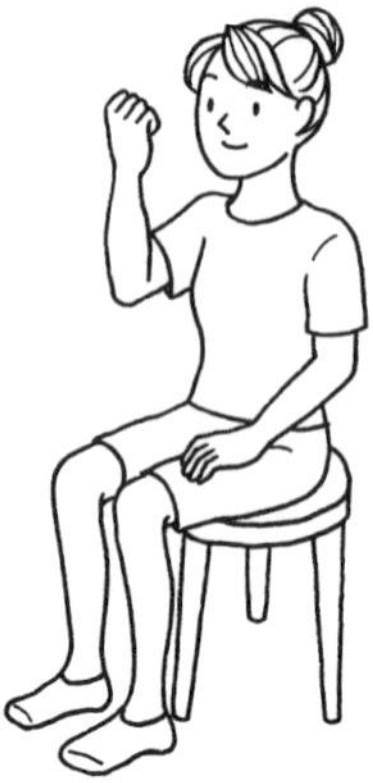

1

背すじを伸ばしてイスに座り、右ひじを曲げて前に上げる。

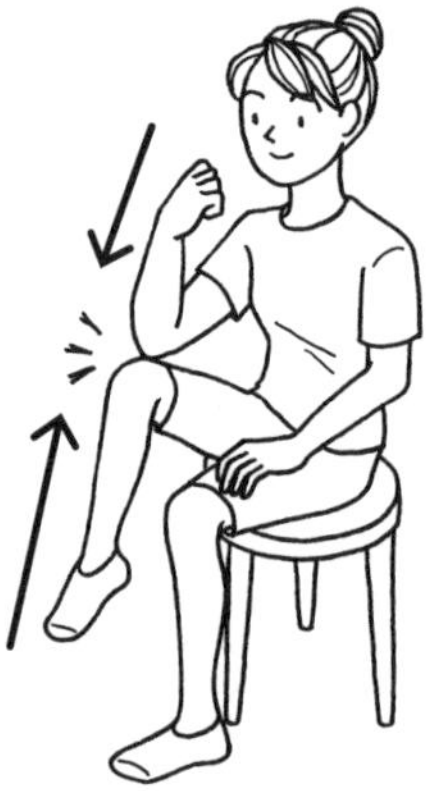

2

右ひじの先端と右足のひざ頭がふれるまで、右ひじを下げ、同時に右ひざを上げる。約30秒間リズムよく20回繰り返す。できなければひじとひざはふれなくてもOK。

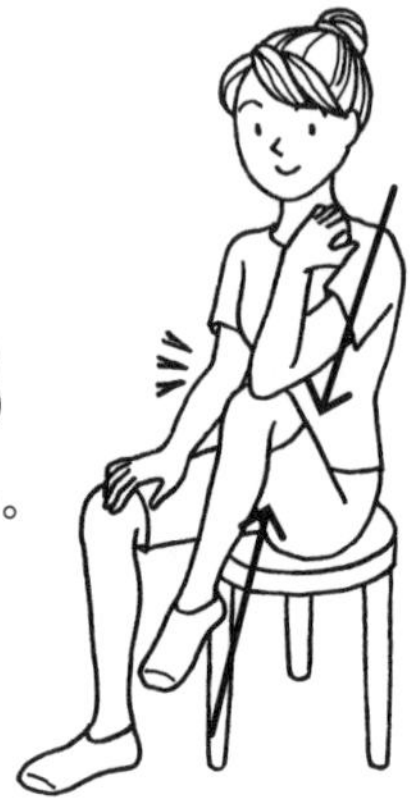

3

左も同じように20回行う。

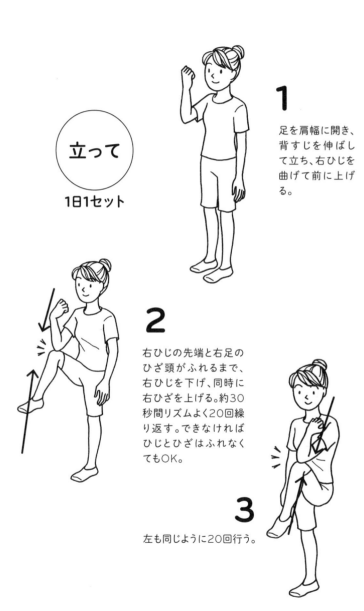

立って

1日1セット

1

足を肩幅に開き、背すじを伸ばして立ち、右ひじを曲げて前に上げる。

2

右ひじの先端と右足のひざ頭がふれるまで、右ひじを下げ、同時に右ひざを上げる。約30秒間リズムよく20回繰り返す。できなければひじとひざはふれなくてもOK。

3

左も同じように20回行う。

ほかほかストレッチ③
おじぎストレッチ

座って

1日1セット

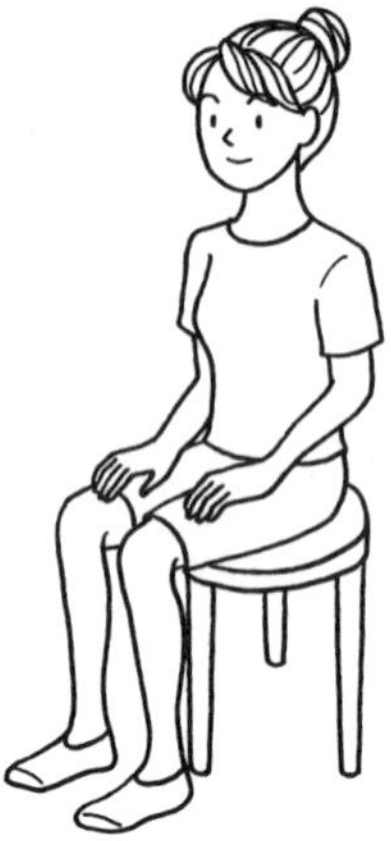

1

背すじを伸ばしてイスに座り、両手をそれぞれのももに置く。

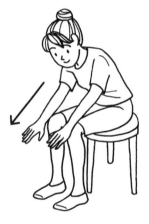

2

両手を太ももの上をすべらせながら、上体を3秒くらいかけてゆっくり前に限界まで倒していく。20回行う。

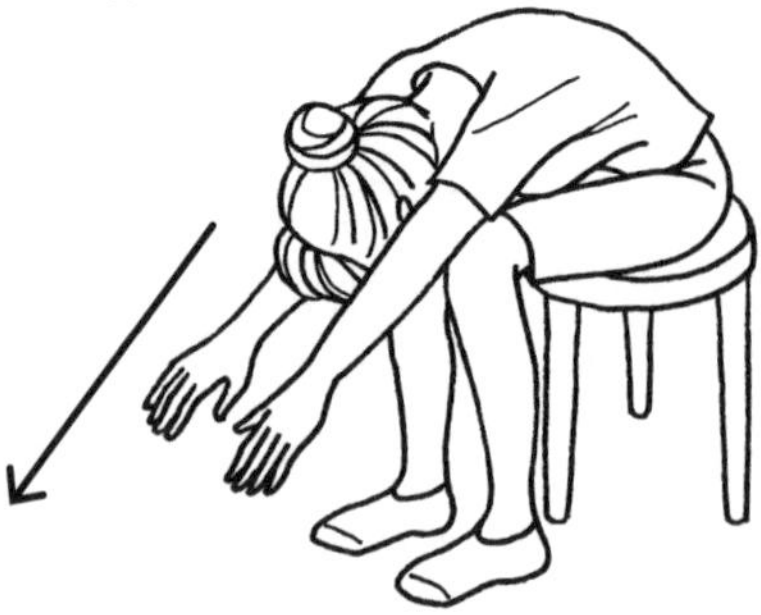

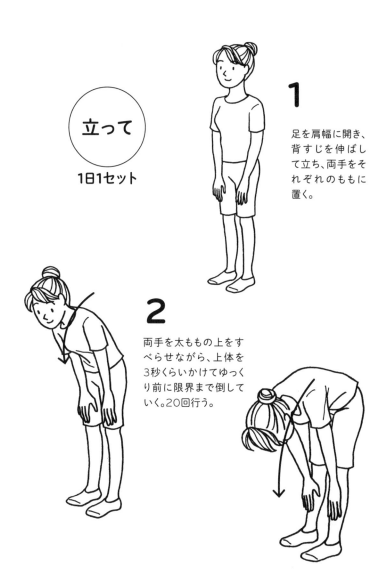

立って

1日1セット

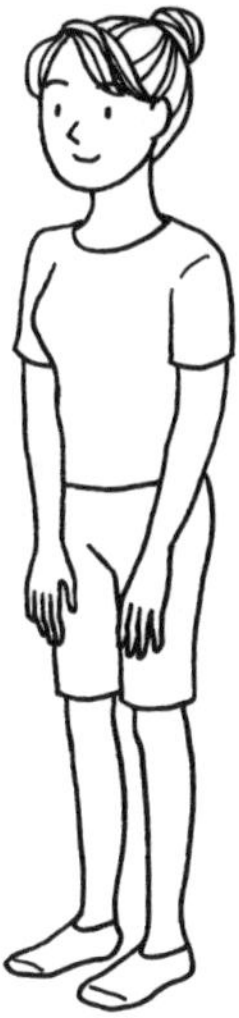

1

足を肩幅に開き、背すじを伸ばして立ち、両手をそれぞれのももに置く。

2

両手を太ももの上をすべらせながら、上体を3秒くらいかけてゆっくり前に限界まで倒していく。20回行う。

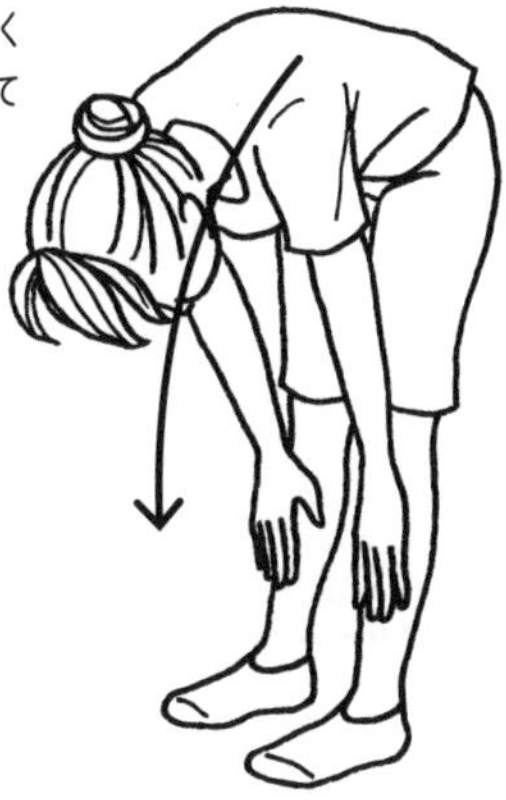

「ほかほかストレッチ」が内臓を温める理由

筋肉が元気になれば代謝が増え、健康でやせやすい体に

ではなぜ、ストレッチが内臓を温めるかについて説明します。

毛細血管を流れる血液は、代謝のときにつくられる熱エネルギーで温められます。

つまり、代謝の量が増えれば、ヒハツ（ロングペッパー）で強くなった毛細血管の中を流れる血液をさらに温められるということです。


代謝とは、エネルギーをつくり、消費するまでの活動をいい、大きく基礎代謝、活動代謝、消化吸収による代謝に分かれます。

この中でもっとも活動量が多いのが、人間が生きている間に、最低限必要な機能を維持するための基礎代謝で、全体の約6～7割を占めます。

ちなみに運動したり、日常生活で体を動かしたりするための活動代謝が、代謝全体の約2～3割、食べ物や飲み物を消化したり、吸収したりする消化吸収のための代謝

（DIT）は、代謝全体の約1割になります。

そして、この一連の活動の中で熱が生まれるというわけです。

代謝が高いということは、すなわちそれだけ熱を発していることですので、内臓温度も上がりやすくなるということです。

だからこそ、内臓温度を上げるには、もっとも熱を発する基礎代謝を上げる必要があります。

基礎代謝の中で活動量が多いのが筋肉です。

肝臓や脳も活動量は多いのですが、残念ながら自分の意思で活動量を上げるのは難しい。しかし、**筋肉なら、筋肉量を単純に増やしたり、今ある筋肉をより活動的に動くようにしたりして、活動量を増やすことができます。**

つまり、内臓温度を上げるには、筋肉の代謝を上げることが重要になります。

そして、それをかんたんに実現するために考えたのが「ほかほかストレッチ」なのです。

（代謝の中心を担う筋肉）

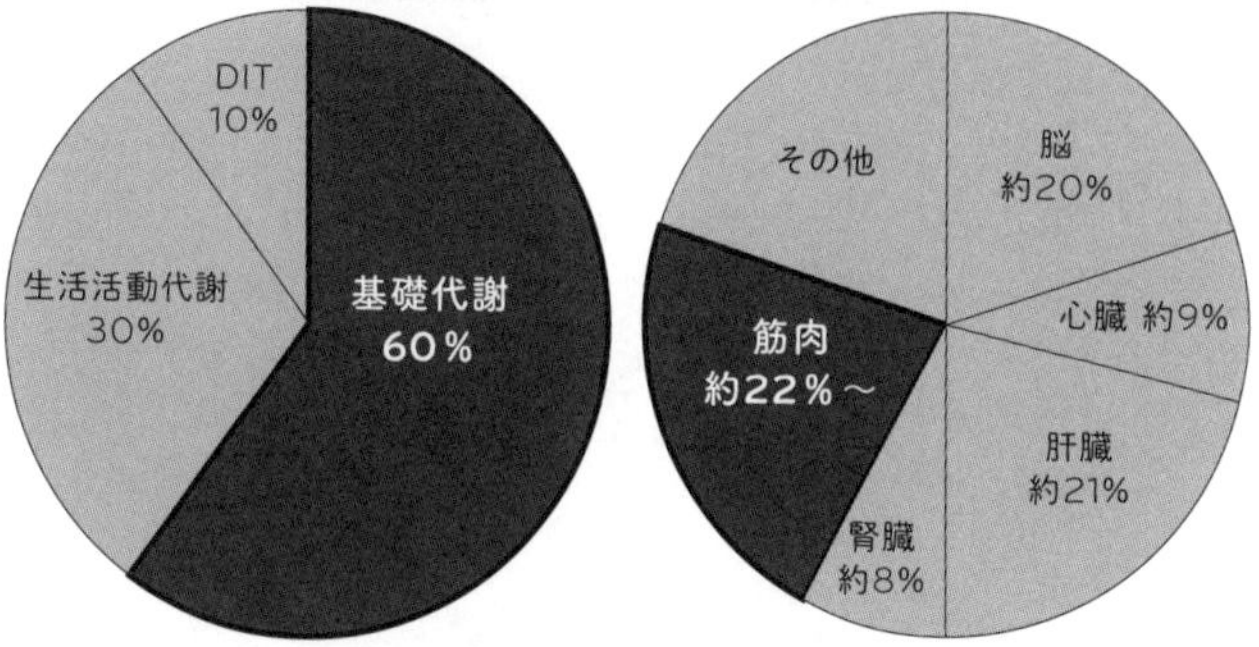

左は代謝の中の基礎代謝の割合、右は基礎代謝の中の筋肉による代謝の割合を示したものです

※厚生労働省「e-ヘルスネット」より作成

（基礎代謝は年とともに減っていく）

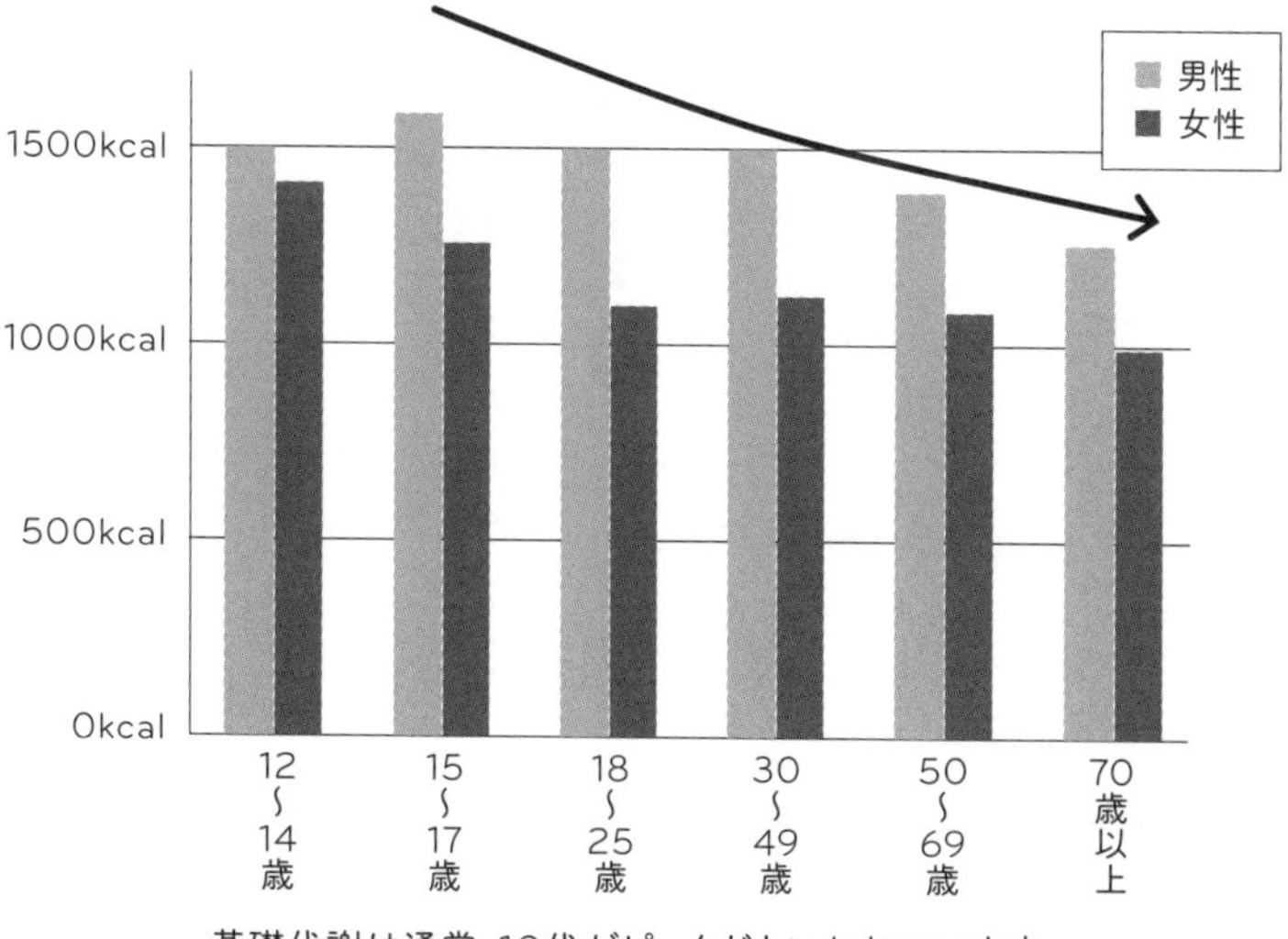

基礎代謝は通常、10代がピークだといわれています

※厚生労働省「日本人の食事摂取基準」より作成

インナーマッスルをほぐせば、体全体の調子がよくなる

筋肉は鍛えて量を増やすよりも ほぐして質を高める方がラク

筋肉の活動量を増やし、血液を温めるには、筋肉の量を増やす方法もありますが、硬くなっている筋肉をほぐして、今ある筋肉の活動量を上げる方法もあります。

ほぐす方は、筋肉の質を高めるというイメージでしょうか。

どちらかというと、筋肉をほぐす方法がラクです。

なぜなら、筋肉をつけるには、筋肉に負荷をかけるトレーニングが必要になるからです。

筋肉をほぐすだけであれば、そんなに大変な動きは必要ありません。

さらにいえば、内臓を温めるのが目的なら、ほぐす方が、効果が早くあらわれます。

まずは、動きの悪い筋肉を動くようにする。

眠っている筋肉を目覚めさせることからはじめましょう。
筋肉の量を意識するトレーニングは、それからで十分です。

内臓に近い筋肉を燃やして効率的に温める

それでは、どこの筋肉を目覚めさせるか。

太ももやお尻、それから胸や背中など大きな筋肉を想像しがちですが、ターゲットにするのは体の奥側にある筋肉。

外から触れることができないため、インナーマッスルともいわれる筋肉です。

内臓を温めるために目覚めさせたいのは、お腹の奥にあるインナーマッスル。

内臓に一番近い筋肉です。

腹横筋《ふくおうきん》や多裂筋《たれつきん》、横隔膜《おうかくまく》などといった筋肉になります。

このあと、インナーマッスルをほぐすストレッチを紹介しますが、体の表面ではなく、奥の方を意識して運動すると効果が高くなります。

インナーマッスルをほぐす効果はいくつもあります。

まず、**内臓に近い筋肉が活動的になると、そこでの熱生産が多くなるため、内臓を直接温めることができます。**

しかも、温かくなると血流がよくなるため、さらに温め効果が高くなります。

姿勢もよくなります。

なぜなら、お腹まわりのインナーマッスルは、姿勢を維持する筋肉としてもはたらいているからです。

姿勢がよくなれば、血液の流れもスムーズになるので、血流がさらにアップします。

内臓を正しい位置にキープするためにも、お腹まわりのインナーマッスルを鍛えることは大切です。

筋肉の動きが鈍くなると、内臓が低い位置に下がってしまい、筋肉やほかの内臓に圧迫され、内臓そのもののはたらきが悪くなります。

内臓の動きが悪くなれば、血流が悪くなり、内臓を冷やす一因になります。

また、インナーマッスルの1つである横隔膜がほぐれると、自然に深い呼吸ができるようになります。呼吸がうまくいかないとか、浅いとか思っている人は、硬くなっているインナーマッスルが原因かもしれません。

熱生産量が多くなる、血流がよくなる、姿勢がよくなる、内臓のはたらきがよくなる、呼吸が深くなる……。これらはすべて、内臓温度を上げることにつながります。

しかも、やることはお腹まわりのインナーマッスルをほぐすだけ。

次に、その具体的な方法として「ほかほかストレッチ」を紹介します。

「ヒハツ（ロングペッパー）」を摂ることと、「ほかほかストレッチ」が習慣になれば、あなたの内臓温度は確実に上がります。

（ほかほかストレッチでほぐす筋肉）

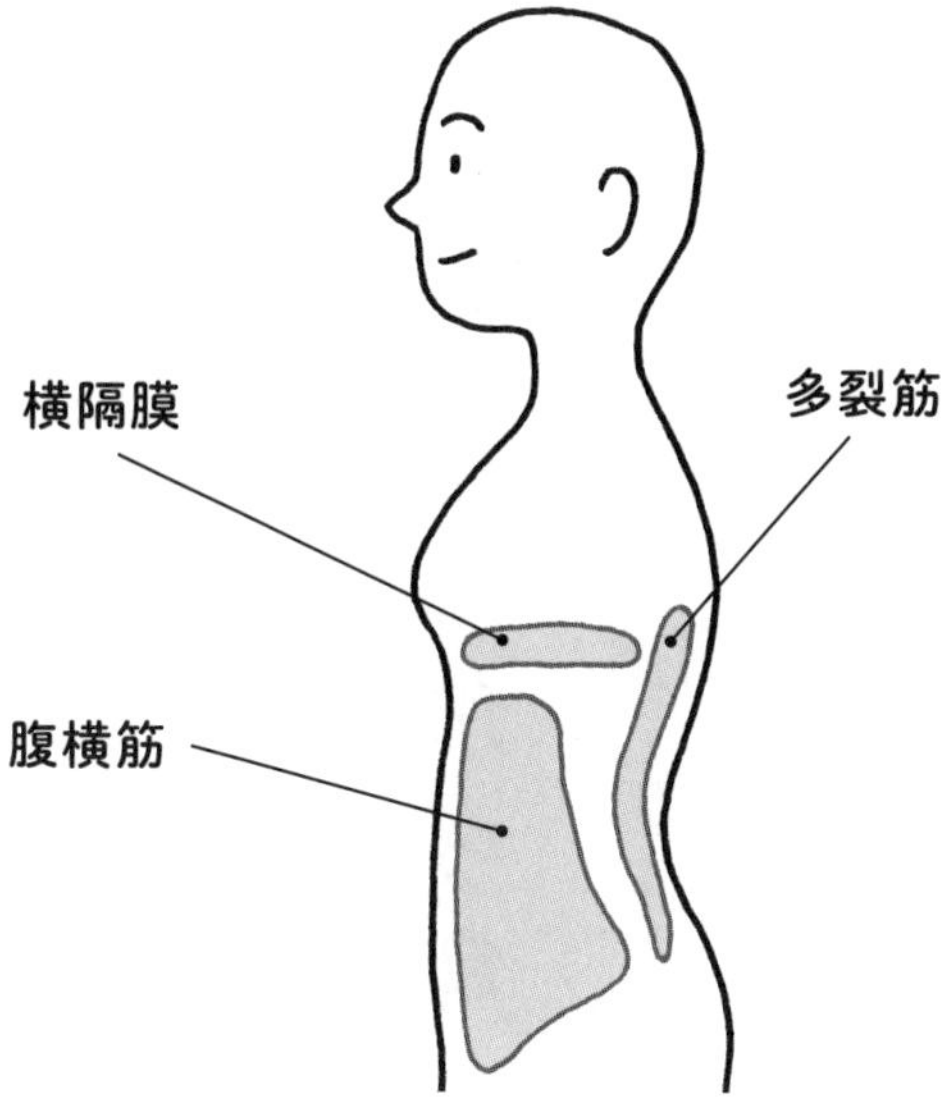

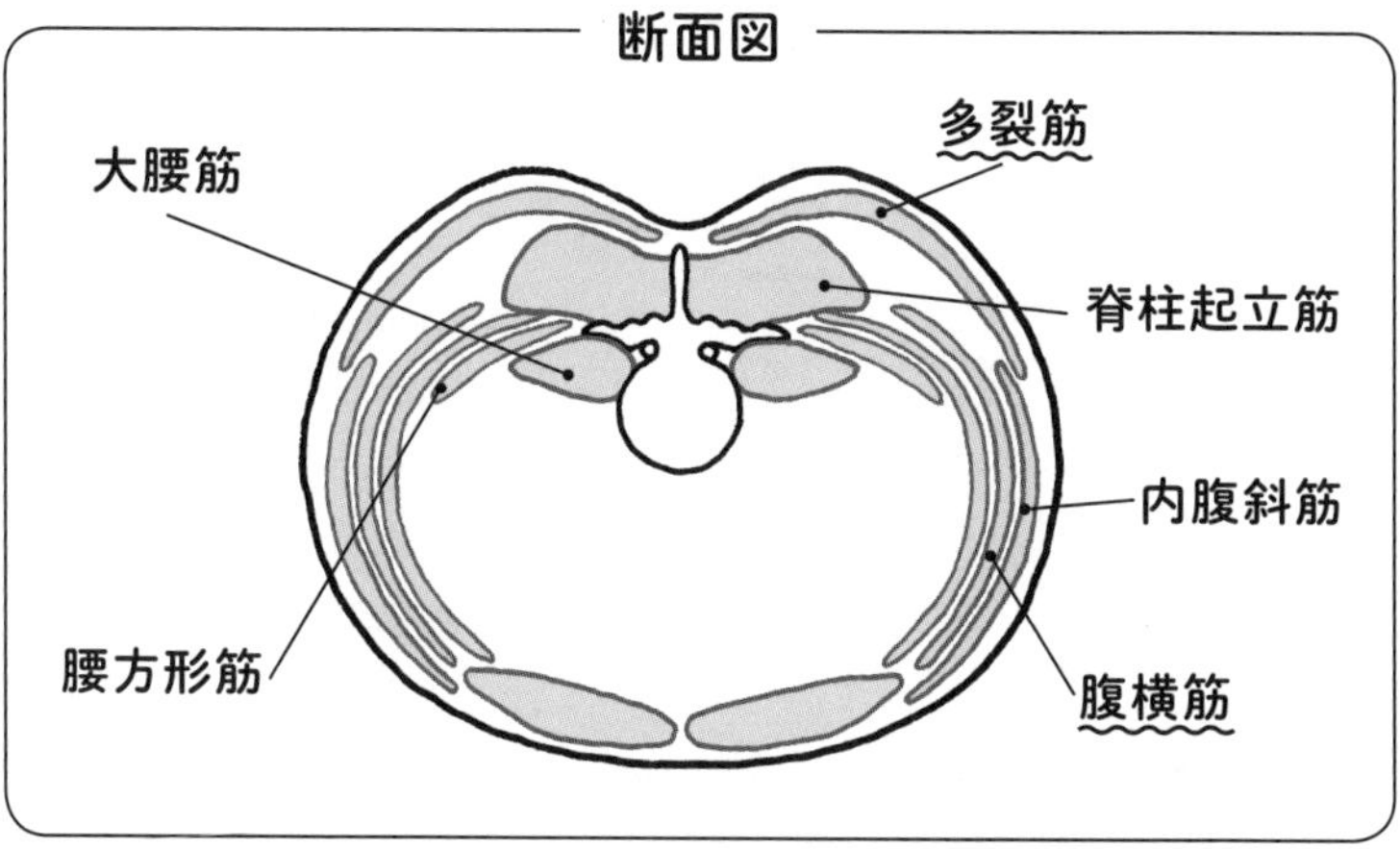

お腹周りのインナーマッスルはこんなにたくさんあります

冷えから身を守る
「防寒テープ貼り」

冷え症の人の必需品
医療用防水フィルム

「ヒハツ（ロングペッパー）」と「ほかほかストレッチ」で内臓温度は上がります。

それでもやはり、今、足先の冷えなどで悩んでいる人の手足の先まですぐに温かくなるというわけではありません。

末端の冷えを解消というところまで効果が出るには、時間がかかります。

ですが今、足が冷たいと悩んでいる人は、一刻も早く改善したいと思っているのではないでしょうか。

そんな方に特におすすめなのが、**「防寒テープ貼り」**です。


冷え症の人の足が冷たくなるのは、足の皮膚に近い血管から熱が逃げていってしまっているからです。

冷えが気になる人、特に冷えの自覚のある人は、まず対処療法として熱を体の外に逃がさないようにすることが大切です。

その対策として、靴下を重ねばきしたり、ブーツをはいたりしている方も多いですが、第1章で話したように、内臓を冷やすことにつながり、結果的には、足先の冷えにもつながっていきます。

血管から熱を逃がさないようにするのは、実はかんたんです。

足の3カ所に、フィルム状のテープを、126ページに紹介する、足の甲の真ん中、内くるぶしのすぐ下、ひざの裏の真ん中といった血管が浮き出ている熱が逃げやすい場所に貼るだけです。

また、そこだけにとどまらず、自分が冷えを感じているところに貼るのも効果があると思います。

貼るテープは、ドラッグストアなどに売っている、医療用の防水テープです。

厚さがなるべく薄い30ミクロン以下のものをおすすめします。

商品名でいえば「デルガード防水フィルムロールタイプ」や「ニチバン防水フィル

ムロールタイプ」などがそれにあたります。

ロール状になっていますので、それを名刺程度の大きさに切って、貼ってください。

「ヒハツ」と「ほかほかストレッチ」で温かくなった熱が足から逃げることはなくなり、足先はいつもほかほかになります。

貼り方は、それぞれテープに説明があると思うのですが、わかりにくいという方のために、「ほかほかストレッチ」の紹介動画の中のおまけで動画を用意しました。

詳しくは最終ページを見てください。


テープは医療用なので、かぶれにくくはなっています。

気にならないのであれば、1日中貼っていて構いませんが、もし、かゆくなるなど、皮膚に変化が起きたときは、すみやかにはがしてください。

次章で「ヒハツ」「ほかほかストレッチ」「防寒テープ貼り」の3つを2週間試してもらった方の声をのせてます。

その効果をぜひ確かめてください。

「防寒テープ貼り」の位置

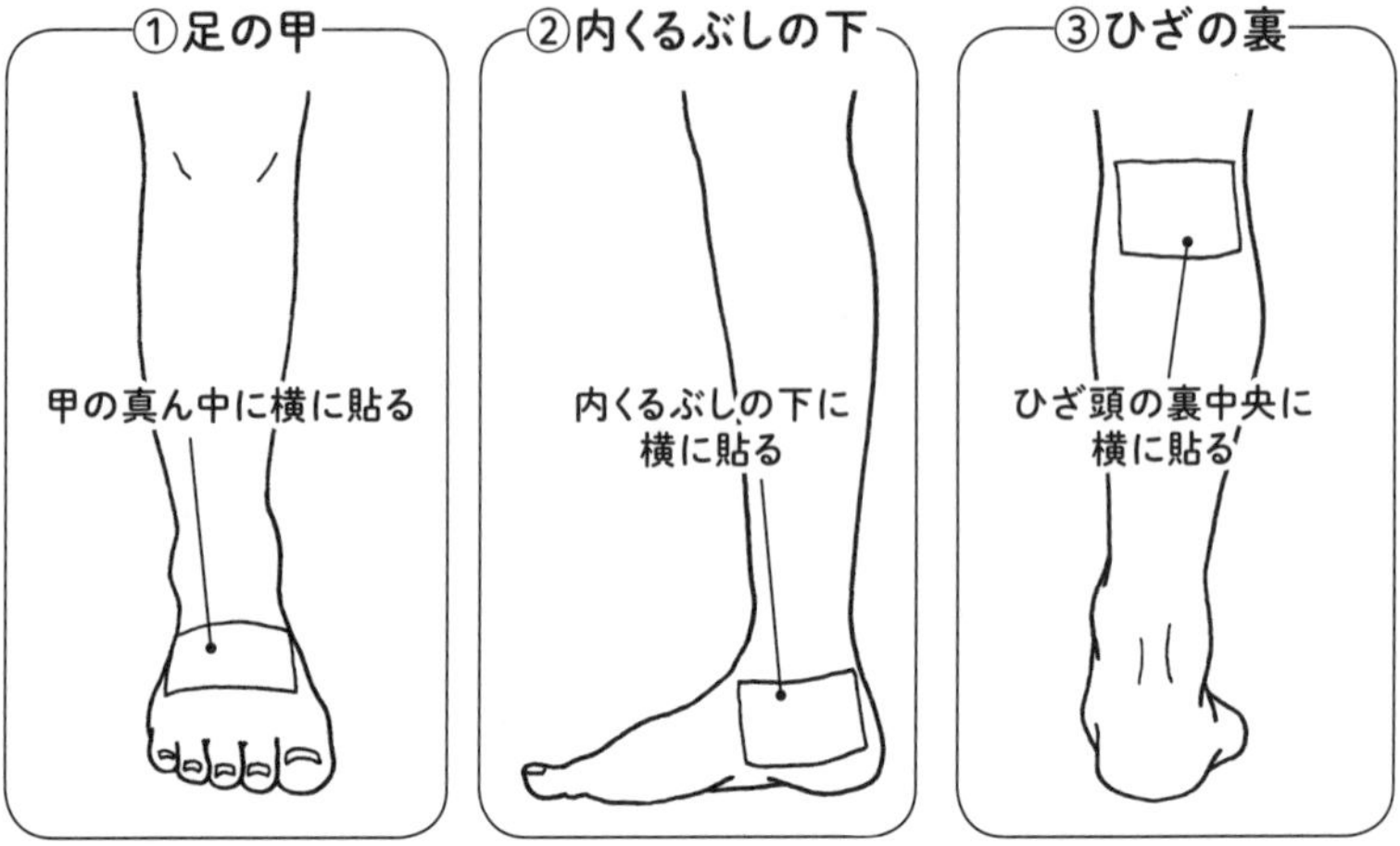
①足の甲
甲の真ん中に横に貼る
②内くるぶしの下
内くるぶしの下に
横に貼る
③ひざの裏
ひざ頭の裏中央に
横に貼る

3カ所すべてに貼るのが一番効果的ですが、ひざの裏はテープが見えるから
恥ずかしいという人は、①、②の場所にだけでも貼ってください

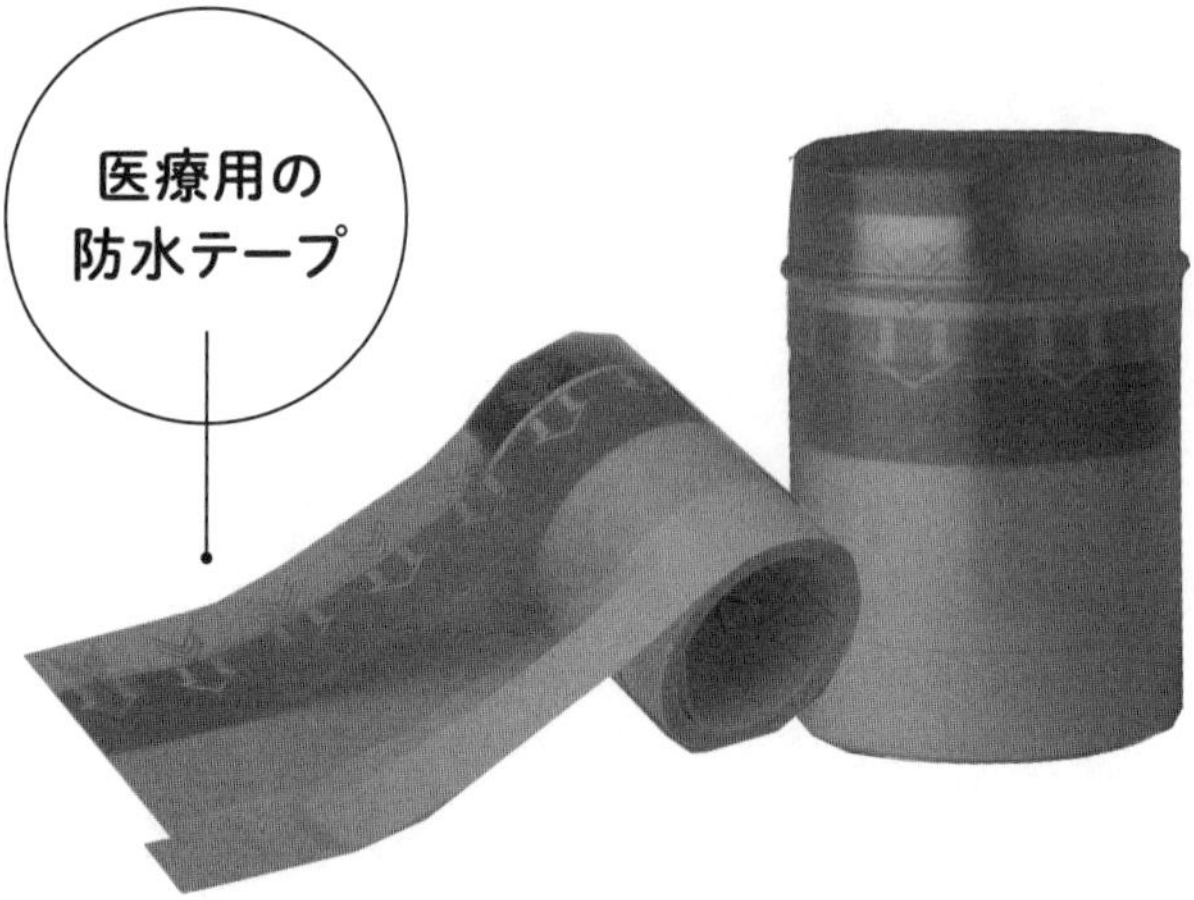
医療用の
防水テープ

医療用防水テープの一例です。ショッピングサイトなどでも取り扱われています

第5章

2週間
内臓を温める
3つの方法を
試してもらいました
（体験談）

2週間で内臓温度が1℃上昇
内臓が活発に動きはじめたことで便秘も解消

上村かすみさん　65歳　女性　スポーツ教室のコーチ

全身冷えているのは、自分でも自覚症状がありました。

足先もお腹も、触ってみたらとっても冷たくて。

だから、今回、「新しい内臓を温める方法があるんだけどやってみる？」と言われたときは、二つ返事で飛びつきました。


10日ぐらいたったころでしょうか。

足先というよりもお腹がすっごく温まるのを感じてきたんです。

内臓も「元気になってきた！」というのを、なんとなくですが実感できるようになりました。

すると、驚いたことに、お通じの調子がものすごくよくなって。何日も出ないときのあの苦しさからこれで解放されるのかと思うとものすごく気持ちがラクになりました。

そういった体が内側から活発になってきたというのを感じたからでしょうか。どうしてもいつも外出するのがおっくうで、スポーツ教室のコーチをする以外は、家でテレビを観て過ごすなどインドア派だったのが、随分と活動的になり、外によく出るようになりました。

試す前に内臓温度を測ってもらったところ、**内臓温度は34・１℃だったのが２週間後には35・１℃になっていた**のはうれしかったですね。まだまだ、平均値よりも低いようなので、これからも「ヒハツ（ロングペッパー）」を食べたり、ストレッチをしたりしていこうと思います。

全身が温まったせいか目覚めも快調 悩まされていた胃痛も改善

隅田ひとみさん　53歳　女性　介護職

訪問介護の仕事をしていて、朝8時には、お世話をしている方のお宅におじゃまをしなくてはならないとなると、朝早く家を出ることもしばしば。

お腹や手足の冷えには、前から悩まされていて、冬場などは、自転車に乗っていると、あまりの寒さに気がめいるようなことも、多くありました。

「ヒハツ（ロングペッパー）」を食べるとすぐに胃のあたりが温かくなり、その温かさが全身に回っていくのが実感できました。

それにヒハツを食べたあと、すぐに「ほかほかストレッチ」をしたのがよかったのだと思います。

内臓を温める方法を知って試してからは、３日目ぐらいから全身がぽかぽかと温まってきて、あまり寒さも感じなくなってきたんです。

特に驚いたのは、朝布団から出るとき。

体が冷たくて、なかなか布団から出られなかったのが、体が温まって、すぐに起きられるようになりました。

また、温まって筋肉が柔らかくなったからなのかは、わかりませんが、体も柔らかくなりました。

はじめたころは、「足上げガッツポーズストレッチ」で、ひじとひざがつかなかったのが、今ではつくようになりました。

それに全身が温まってからは、**胃痛に悩まされることもなくなりました**し、本当に感謝しています。

冷たかったお腹がカイロをあてたようにほかほかに！ 悩みの肩こりも改善

大島忠さん 51歳 男性 会社員

夜中、ストーブで温めたり、靴下をはいたりしないと、なかなか眠れないくらい、手足は冷えていましたし、お腹に手をあてると、とても冷たくて。

「あ～全身冷えているんだな」といつも気になっていたので、内臓を温める方法を試してみることにしたんです。

試してみてまず驚いたのが、「ヒハツ（ロングペッパー）」のパワー。

いつも朝はインスタントのスープ、夜はお味噌汁に入れていたのですが、飲んだ瞬間に、体が温まっていくのを感じました。

そして10日ぐらいたったころでしょうか。

日中もカイロをあてているかのような感覚に陥るぐらい、体が温まっているのを感じるようになったんです。

温まったのはお腹だけではありません。

家ではあまり靴下をはきたくない方なのでこれはうれしかったですね。

夜、ストーブで温めたり、靴下をはいたりしなくてもよくなりました。

また、職業柄、1日中デスクワークということもあり、長い間、肩から肩甲骨にかけて、コリと痛みに悩まされていました。

1週間に1回はマッサージなどをしなくては、どうしようもないような状態で……。

それが、**お腹が温まりはじめてから、コリは感じるものの、別に治療しなくても大丈夫かなというくらいまで改善しました。**

内臓温度は0・5℃アップ。

もっと上がっているような気もしたのですが、これから続けていき内臓温度を上げていきたいです。

体が温まることで、疲れにくい体に肌荒れ、抜け毛も減り、ダイエット効果も

市村稚江さん　女性　40歳　会社員

体の冷えには、本当に困っていました。

冷えからくる頭痛、肩こり、気分の落ち込み、肌荒れなどの症状が本当につらくて、ショウガを食べたり、岩盤浴などに通ったりといろいろとやってみました。

試した直後は、体も温まるのですが、なかなか体質自体が改善したという効果は得られなかったように思います。

今回の3つの方法も、最初は正直、半信半疑で試してみたのですが、2、3日ぐらいたったころから、体が冷たくて、**なかなか寝つけなかったのが朝までぐっすり眠れるようになったた**んです。

試していた時期は仕事も忙しく、普段なら疲れがたまっているはずなのに、体もなんだか軽い感じで。

事務仕事のときにやっかいだった肩こりもあまり感じなくなり、仕事もはかどりました。

また、外見にも変化がありました。

1週間ぐらいたったころでしょうか。

「肌がきれいになったね」と同僚の人から言われましたし、季節の変わり目やストレスによる抜け毛も減ったんです。

さらに食事制限をしていないのに、2週間で体重が1キロ減ったのには驚きました。

健康にも美容にも問題があったのは内臓の冷えが原因だったんですよね。

内臓温度は、36・4℃から36・9℃に上がり、理想の温度までもう少し。

試している期間中は仕事が忙しかったのですが、効果も実感でき楽しく取り組めたので今後も試していこうと思います。

夜中にトイレにいく回数が減少 体が軽くなり、活動的に

吉岡季子さん　71歳　女性　主婦

冷え症で悩んでいたこともありますし、健康と気分転換のためにはじめたウォーキングをしているとひざが痛くなる、疲れやすい、夜中に何度もトイレにいくなど、いろいろと健康に対する悩みはつきなくて。

でも、年が年だけにある程度は仕方ないかなと思っていました。
そんなときに紹介されたのが内臓を温める方法。
少しでも悩みが解消されたらいいなということで、2週間取り組んでみたら驚き。
内臓温度は35℃から1℃上がって36℃。
夜になるといつも手足が冷えてつらかったのが、なくなりました。

これまで、厚手の靴下2枚ばきだったのが、1枚ですむように。

しかも夜中に起きてトイレにいく回数が減少したんです。

ぐっすり眠れているせいか、疲れも残らず体が本当に元気になって。

いつも「どっこいしょ」という感じで、**ゆっくりと体を動かしていたのが、すっと動かせるように**なりました。

おかげで以前より活動的になりました。

「よく動くようになったね」と家族に言われたのがうれしかったです。

また、健康と気分転換を兼ねていつもウォーキングをしていたのですが、20分を過ぎるといつもひざに痛みが出てきていたんです。

それがなくなって、それまでよりもより一層、ウォーキングが好きになりました。

お腹も元気になったんでしょうね。

お腹がすきやすくなり、**食欲が増した**ようにも感じています。
お通じの方もだいぶよくなってきています。
この2週間で、体の調子が本当にいいので、毎日が楽しくなったように思います。

最初は「ヒハツ（ロングペッパー）」の匂いがきついかなと思いましたが、今ではヤミツキに。
日本そばのつけだれ、野菜炒め、味噌汁などにもよく合いますし、これなら飽きずに食べ続けられそうです。

第6章

内臓温度を上げれば病気はたちまち遠ざかる

免疫力が上がり、
健康を脅かす
病原菌から身を
守ってくれる

内臓温度を高めて白血球のはたらきを活性化する

「寒くなるとすぐに風邪を引いてしまう」と言う人もいれば、「ここ何年も風邪を引いていない」と言っている人もいます。

もちろん、うがいなどいろいろと健康に気を使っているのか、使っていないかというのもあるとは思いますが、その差の大きな要因の1つが、免疫力の差です。

私たちの日常にはさまざまなウイルスや病原菌が存在しています。

それらから常に体を守ってくれるのが、免疫システムです。

免疫力とはその力のことで、これが下がることで、**さまざまなウイルスや病原菌から体を守れなくなる**のです。この免疫システムの主役が、血液中にある白血球。白血球は血流にのって体の中を巡り、異物が侵入していないかどうかをパトロールし、ウイルスや細菌などの異物を発見したら、その場で撃退。

つまり、白血球が元気にはたらいてくれているおかげで、私たちは健康な体を維持できているというわけです。

ところが、**血流が悪くなると、白血球のパトロール能力や攻撃力が低下**します。外敵を発見できず、撃退することもできなければ、当然ながら、病気を発症する確率は高くなります。

免疫システムの防御能力を維持したいなら、「ヒハツ（ロングペッパー）」を食べ、「ほかほかストレッチ」で内臓温度を高めることです。

内臓温度を1℃上げると免疫力が5倍以上になるという意見もありますし、内臓温度が1℃下がると30％免疫が下がるともいわれています。

何をもって免疫力というのかは、まだまだはっきりとした数値化ができていないのが現状で、いろいろな意見があると思うのですが、内臓温度を上げれば、免疫力が大幅に上がることはわかっています。

ぜひ、皆さん内臓温度を上げて、健康を蝕《むしば》むさまざまなものから、ご自身の身を守ってください。

内臓温度が下がると免疫力が低下する!

・内臓温度が高く血流がよくて白血球が元気なときは……

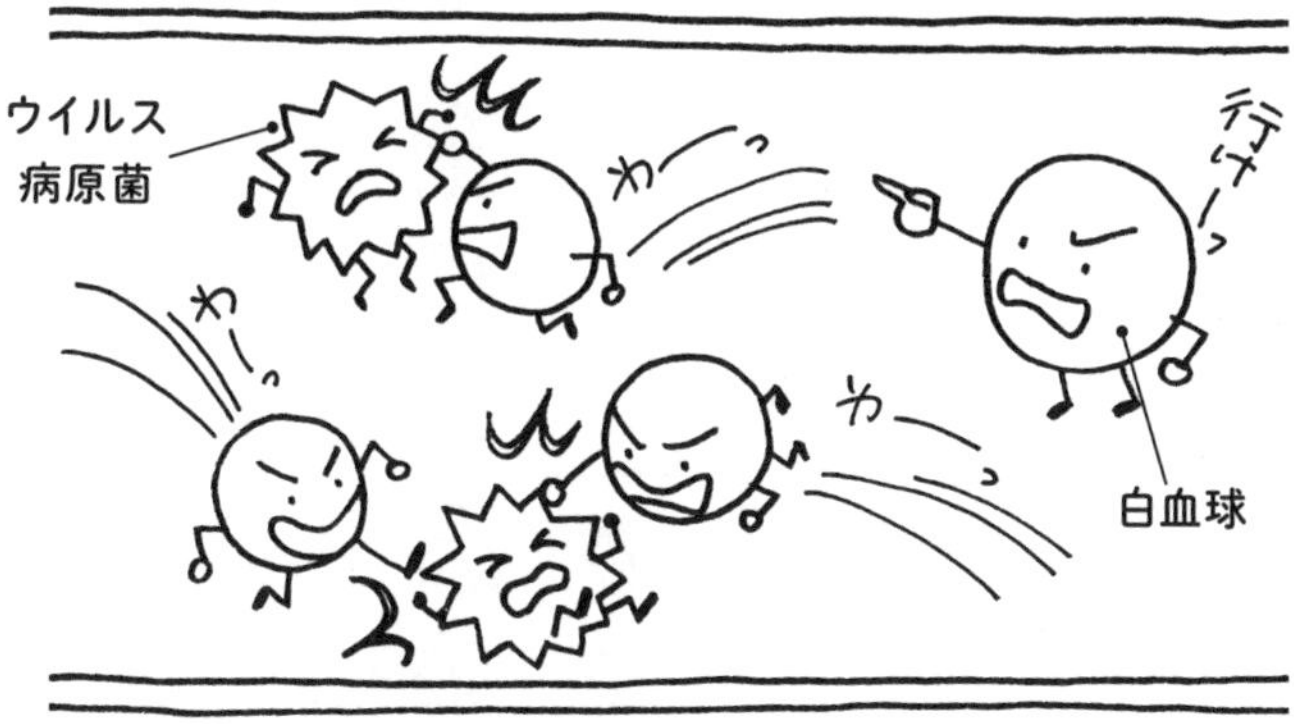

病原菌を白血球がやっつけてくれる

・内臓温度が低く血流が悪くて白血球が少なくなると……

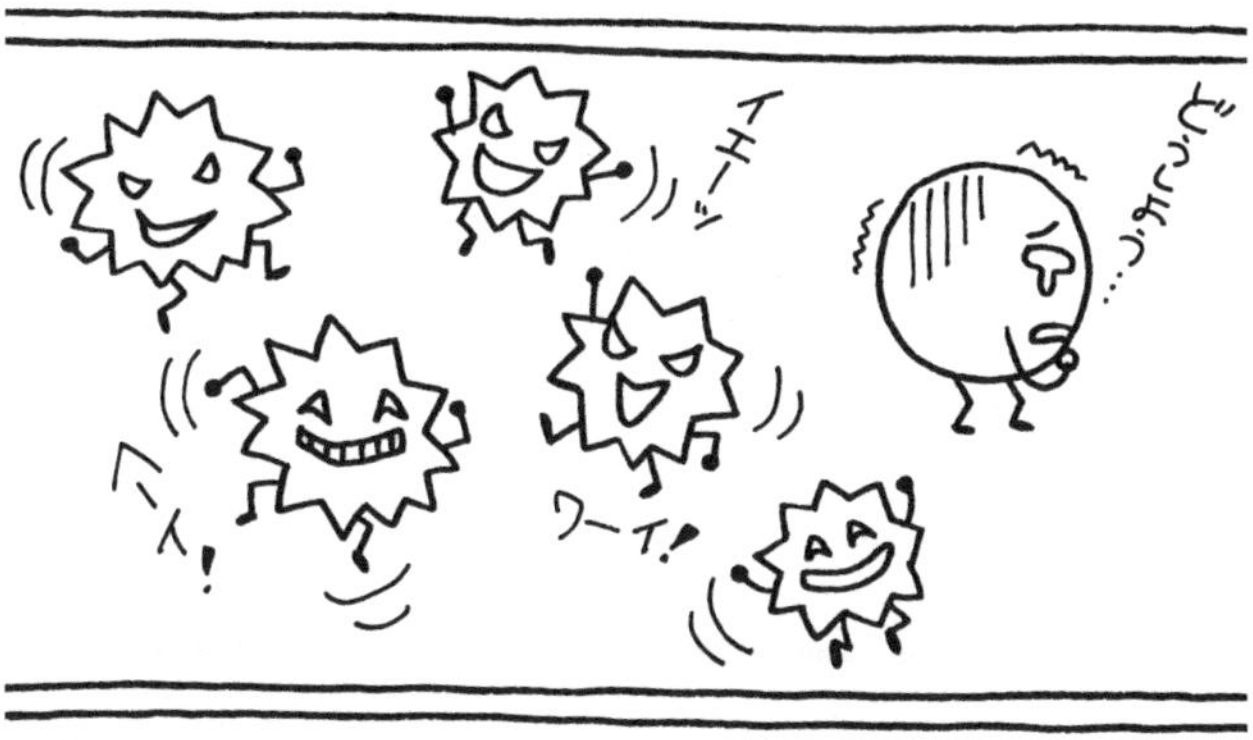

病原菌を白血球が見過ごしてしまう

全身を温めて「がん」の脅威を遠ざける

がん細胞は冷たいところが大好き

がん細胞は、がん患者だけにあるものではなく、健康な人の体の中でも毎日約3000〜5000個のがん細胞がつくられています。

それでもがんを発症しないのは、免疫システムが日々つくられるがん細胞を撃退してくれているからです。

しかし、内臓温度が下がって免疫力が低下すると一気にがんのリスクが高まります。

それは、免疫力が低下すると、体の中で新たにつくられたがん細胞を見逃す可能性が出てくるからです。

さらに、がん細胞には低温を好むという特徴があり、35℃台がもっとも活発に動くといわれています。

内臓温度が低い状態は、がん細胞にとっては最適な環境なのです。
その状態が続けば続くほど、がん細胞はどんどん増殖をはじめることになります。

逆に、がん細胞は高温に弱いといわれています。
心臓や脾臓《ひぞう》ががんにならないのは、他の臓器より高い温度で維持されていることが理由の1つといわれています。

1978年に国立予防衛生研究所で、子宮がんの細胞を、32℃~43℃の間で温度に変化を与えたところ39・6℃以上だと、がん細胞が10日間で全滅したそうです。

39・6℃まで内臓温度を上げることは、現実的にはさすがに難しいとは思いますが、**がんを遠ざけるには、内臓を温めることが重要なのは間違いありません。**
ぜひ、一度試してみてください。

（がん細胞は低温大好き、高温大嫌い！）

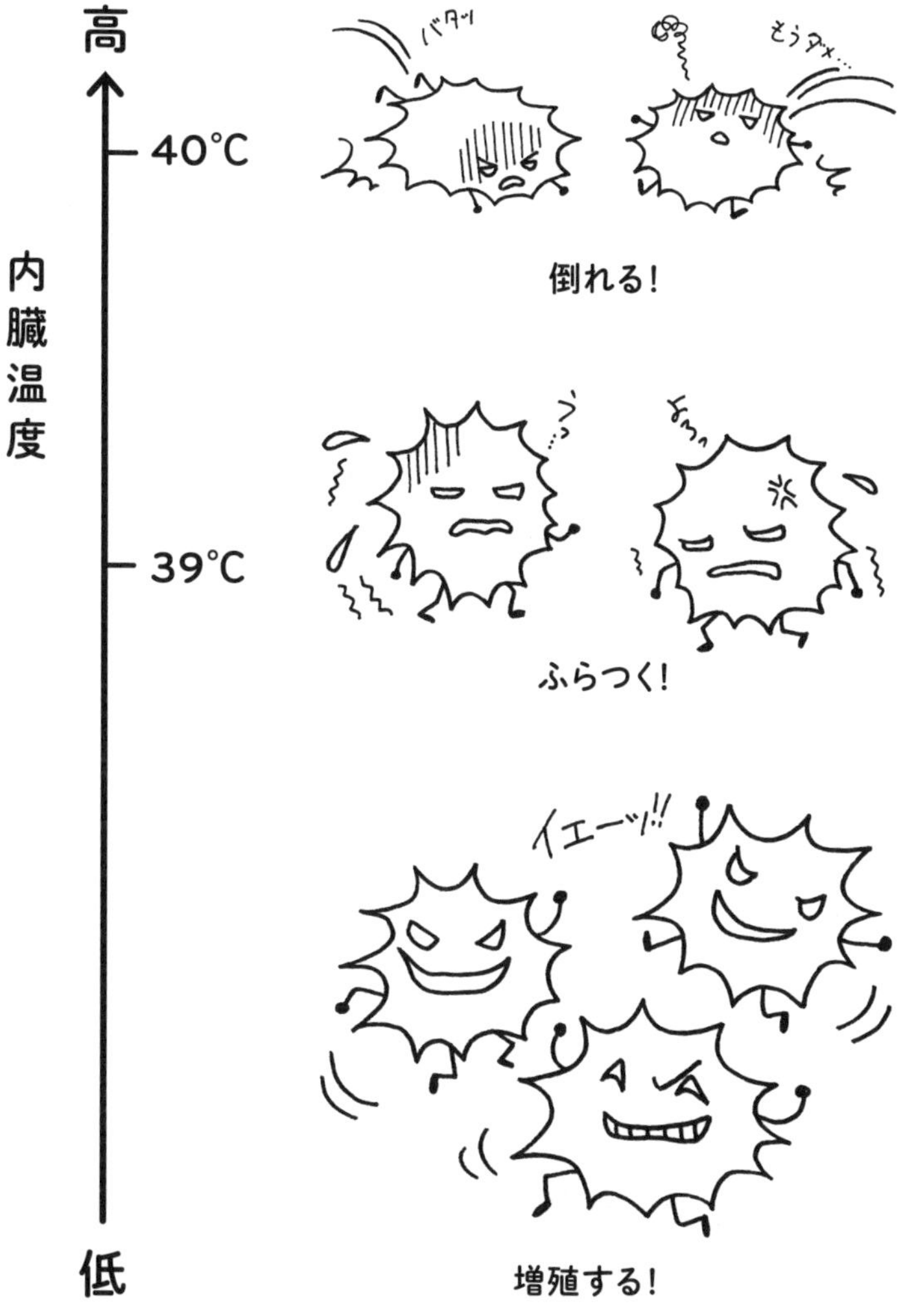

脳の老化や「認知症」を予防！
若々しい自分になる

血流がよくなることで脳は強くなる

「なかなか人の名前が出てこない」

「最近あった出来事が思い出せない」

このような物忘れは、加齢による脳の老化によって起こるもので、ある程度の年齢になると仕方のないものです。


ですが、**血流をよくして内臓温度を上げることで、脳が活性化され、老化の進行を抑えることにつながります。**


脳を活性化させるには、十分な酸素と栄養が必要です。

それを運ぶのは血液、つまり、血流が悪くなると、十分に栄養が脳に回らなくなり、加齢とともに衰えてきた脳の機能をさらに弱体化させることになります。

そのため「ヒハツ（ロングペッパー）」を食べ、血管を補強し、内臓温度を上げ、血流をよくすることが大切になってくるのです。

脳の機能の弱体化を防ぐことは、認知症予防にもつながります。

内閣府の高齢社会白書（２０１２年）によると、65歳以上の高齢者の認知症患者数は４６２万人。65歳以上の７人に１人が発症していることになります。

また、この状況はさらに悪化し、２０２５年には患者数約７００万人、５人に１人になると予測されています。

今は平気でもいつ発症するかわからないので、常日頃から内臓の冷えには気をつけるようにしてみてください。

冷え解消は血管や肌の老化防止にもつながる

内臓温度を上げることは、脳だけでなく体の「老化」のスピードを緩めることにもつながります。

老化を早める原因といわれているのが、活性酸素です。

私たちは、呼吸によって大量に取り込んだ酸素を使ってエネルギーをつくりますが、その過程で発生するのが酸化作用を持つ活性酸素です。

1日に取り込んだ酸素の約2％がこの活性酸素になるといわれています。

呼吸以外でも紫外線、大気汚染、化学物質、電磁波、農薬など、さまざまな環境因子や偏った生活習慣が体内の活性酸素を増やすことがわかっています。

活性酸素は非常に強い殺菌能力を持ち、ウイルスや細菌を撃退してくれているのですが、増えすぎると、正常な細胞や遺伝子まで攻撃してしまいます。

それが**がんなどのさまざまな病気の原因になるほか、血管や皮膚などの老化を促進させ、動脈硬化やシワやシミといった老化現象を引き起こす原因**となります。

つまり、いつまでも健康で若々しくいたいなら、この増えすぎると悪さをする活性酸素をいかに増えすぎないようにするのかが重要になります。

実は、**内臓温度が下がると活性酸素が増えすぎてしまう**のです。

なぜなら、抗酸化酵素という活性酸素の毒性を消してくれる物質のはたらきを鈍らせてしまうからです。

ですから、活性酸素の生産を増えすぎないようにするためにも、内臓温度を高いまま保つことが、病気を遠ざけ、若々しい元気な体を手に入れるためには必要なのです。

また、活性酸素を取り除くのとは別に、内臓温度が上がり、新陳代謝が活発になることで見た目の老化が防げます。

それは、新陳代謝が活発になると、古い細胞と若い細胞の入れ替わりが活発になるので、**肌のハリやツヤがよくなり、さらに細胞が入れ替わる過程で疲れも回復するので、疲れに強い体になるからです。**

体の外も中も若々しさを保つために、ぜひ内臓温度を上げてください。

（内臓温度が下がると活性酸素が暴走する！）

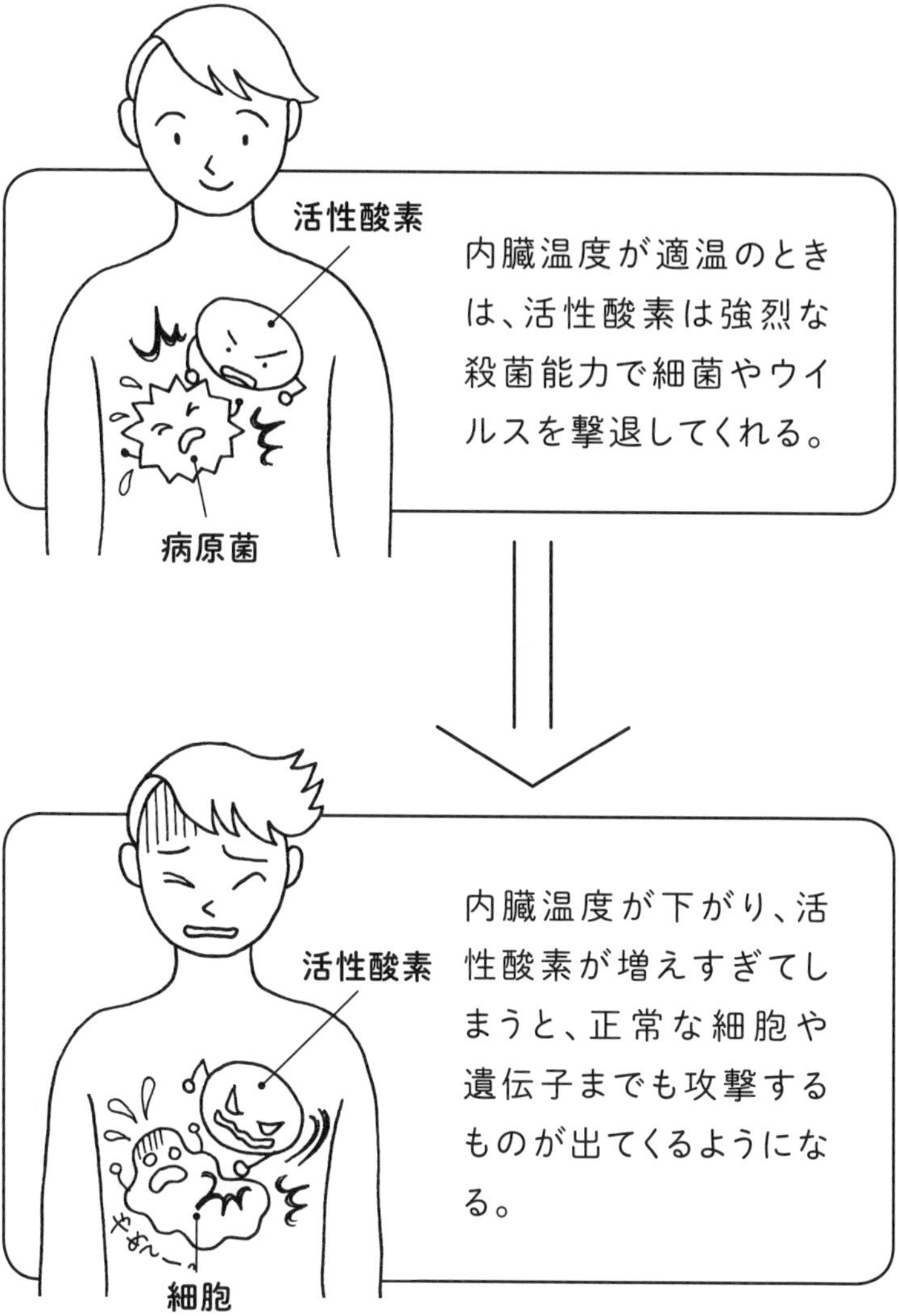

新たな国民病
「慢性腎臓病」は、
内臓の冷えから
はじまる

知らぬ間に深刻になる腎臓病を予防する

「朝、鏡を見たら顔がパンパン」

「夕方ブーツを脱ごうとしたら、靴がきつくなっていて脱ぎづらい」

これは、体がむくんでいることが原因です。

そして、このむくみは、腎臓の機能が低下している兆候でもあります。

腎臓の機能が低下すると、むくみだけでなく、だるさが抜けなくなったり、夜中に何度もトイレにいったり貧血になりやすくなったりします。

腎臓の機能低下が慢性的《まんせいてき》に続いている状態のことを「慢性腎臓病」といい、現在、国内の患者数は約1330万人おり、新たな国民病ともいわれています。

慢性腎臓病はその深刻具合によって、157ページにあるように、5つのステージに分かれており、ステージ5と診断されると、透析治療《とうせきちりょう》や腎移植など、制限された生活を強いられることもあります。

そしてこの慢性腎臓病は内臓温度と密接な関係があります。どの内臓も温度が低下すると、血流が悪くなり、各器官に十分な栄養と酸素が送られなくなり、はたらきが低下します。

内臓のはたらきが低下すると、たとえば胃は、消化・吸収活動が悪くなり胃もたれを起こすようになります。

肝臓は解毒機能に負担がかかり、疲労が抜けにくくなります。

大腸なら下痢や便秘など、内臓の機能低下は体にとって悪いことだらけ。

腎臓は毛細血管の集合体のような臓器です。

そのため、内臓温度の上下に敏感に反応し、低くなると、すぐにはたらきが鈍くなります。

腎臓は、沈黙の臓器と呼ばれていて、機能が悪化しても自覚症状が出にくく、気づいたときにはかなり悪化しているということも多いようです。

ですから普段から内臓を温めて予防することを心がけましょう。

慢性腎臓病はこのように悪化していく

	症状	治療
ステージ1 GFR （腎臓の健常度がわかる値） 90以上 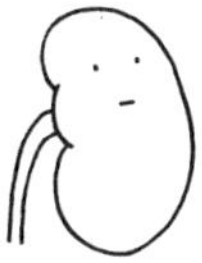	自覚症状なし	—
ステージ2 GFR （腎臓の健常度がわかる値） 60〜89 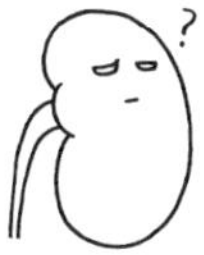	自覚症状は ほとんどなし	腎臓病に ならないように 生活習慣を改める
ステージ3 GFR （腎臓の健常度がわかる値） 30〜59 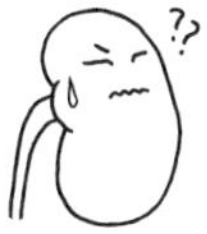	むくみや 夜間多尿、 血圧上昇など	腎臓の はたらきを保つ 治療を行う
ステージ4 GFR （腎臓の健常度がわかる値） 15〜29 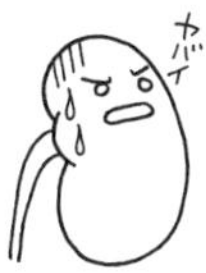	体がだるい、 動悸など	薬などによる 腎臓機能の サポートが必要 になる
ステージ5 GFR （腎臓の健常度がわかる値） 15未満 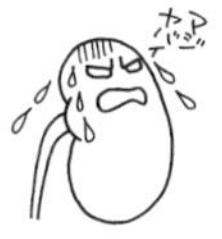	むくみやだるさに 加えて食欲減退、 吐き気、 息切れなど	腎臓がほとんど はたらかなくなり 透析治療が 必要になる

セルライトに
なってしまう前に、
すばやく「むくみ」を
解消

内臓温度を上げれば、体に不要な老廃物や水分が体から出ていく

さて、先ほどの慢性腎臓病のところでも触れたむくみについて、もう少しお話しておきます。

体の中で余った水分や老廃物は、血液やリンパによって運ばれ体外に排出されます。

健康なときは、毛細血管からしみ出す水分量と老廃物と一緒に吸収される水分量は同じになりますが、腎機能が低下したり、血流が悪くなったりすると、しみ出る量が増えたり、吸収される量が少なくなります。

行き場がなくなった水分は、皮下にとどまるようになります。

それが、むくみ。

つまり、むくんでいるとは、細胞の隙間や皮膚の下に水分や老廃物がたまった状態のことをいい、それによってぷよぷよに膨らんでしまっている状態なのです。

血流が悪くなると水分がたまる=むくみ

正常な状態

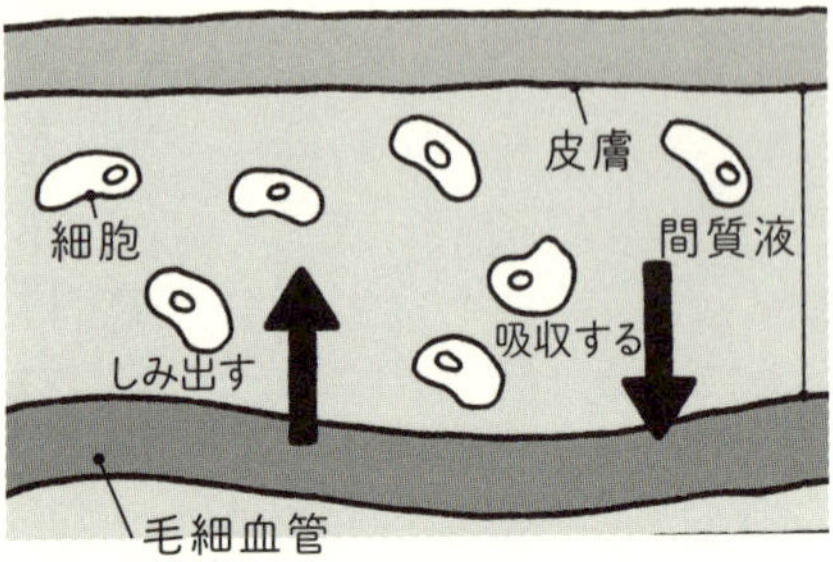

毛細血管から細胞がひたされている間質液にしみ出る水分量と毛細血管に吸収される水分量は一定に保たれている。

むくんだ状態

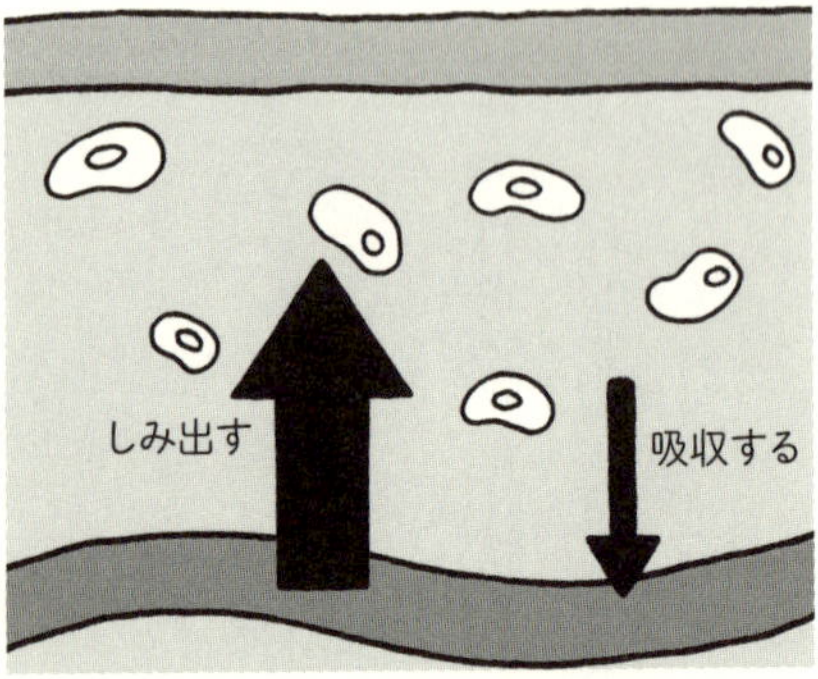

毛細血管から細胞がひたされている間質液にしみ出る量より、毛細血管に吸収される量が少なくなる。吸収できなかった水分は皮下にたまるようになる。

足がむくみやすいのは、重力の関係で水や老廃物が下へいくから。

１日中立っていたり、座っていたりと同じ姿勢を長時間続けていると、さらにむくみやすくなります。それでも、内臓温度が高ければ水や老廃物を排出することができますが、低いと、朝から仕事をしている人であれば夕方ごろからむくみはじめることになります。

むくみを解消するには、内臓温度を上げて血流をアップすること。

むくんだ足をそのままにしておくと、やがて冷たくなって、皮下にたまります。

そして太ももの裏側や外側、お腹などにあらわれる、ボコボコとしたミカンの皮のような凹凸、**いわゆるセルライトができやすくなります。**

セルライトになると落とすのがたいへんになるので、その前に、内臓を温めて排出してしまいましょう。

血液サラサラ、
血流たっぷりで
「心筋梗塞」「脳卒中」
を予防する

血管が元気になるヒハツが「心筋梗塞」「脳卒中」から身を守る

がんに続き死亡原因2位、3位に挙がる心筋梗塞と脳卒中。

これも内臓温度の低下が原因となって引き起こされることがあります。


通常はスムーズに体中を流れているはずの血液がうまく流れなくなると、血管に血液中のさまざまな細胞や成分、老廃物などがたまるようになります。

これが、いわゆる血液ドロドロ状態。

それでも血管が健康なときはいいのですが、血管が老朽化し、血液が流れる通路が狭くなると一気に危険が迫ってきます。


心臓につながる血流が途絶えると心筋梗塞。

突然、胸のあたりを締めつけられるような激痛が30分以上続きます。冷や汗、嘔吐、呼吸困難などをともなうこともあります。さらに症状が進むと、血圧が低下してショック状態になり心拍が停止して、死にいたることもあります。

脳につながる血流が途絶えると脳卒中。

脳に酸素と栄養が行きわたらなくなり、脳細胞が壊れてしまいます。

脳卒中の場合は、老朽化した血管が破れてしまう場合もあります。それが脳出血、くも膜下出血で、脳出血は脳に栄養を送る血管が破れ、くも膜下出血は脳の表面の血管が破れて、くも膜と脳の隙間に血液が流れ出てしまいます。

心筋梗塞や脳卒中が怖いのは、発病するだけで生命を脅かされるだけでなく、助かったとしても後遺症によって人生が大きく変わることです。

普段から内臓温度が下がらないように気をつけて、血流をよくしておくこと。

血液がサラサラ状態なら、心筋梗塞や脳卒中のリスクを下げることになります。

また、ヒハツ（ロングペッパー）を食べて毛細血管を元気にしておくことも大切です。

(内臓が冷えると血液がドロドロに)

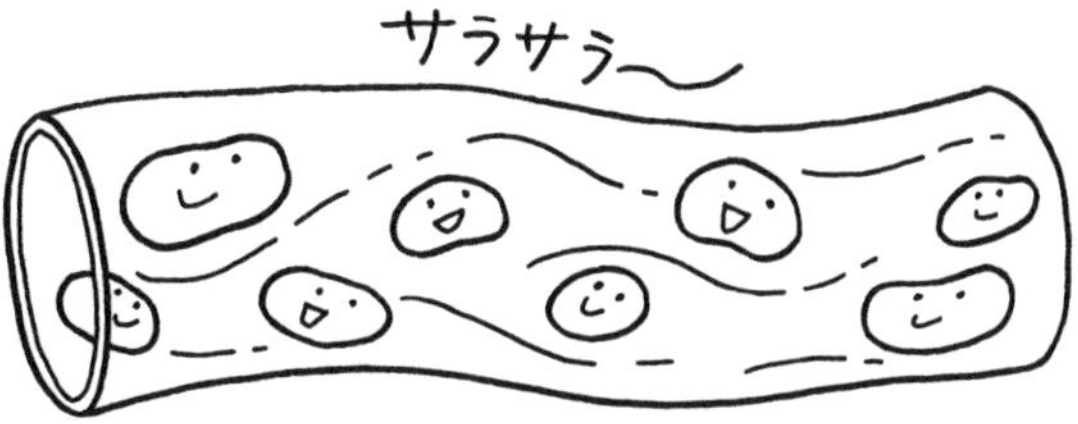

内臓温度が適温のときは血液がスムーズに流れる

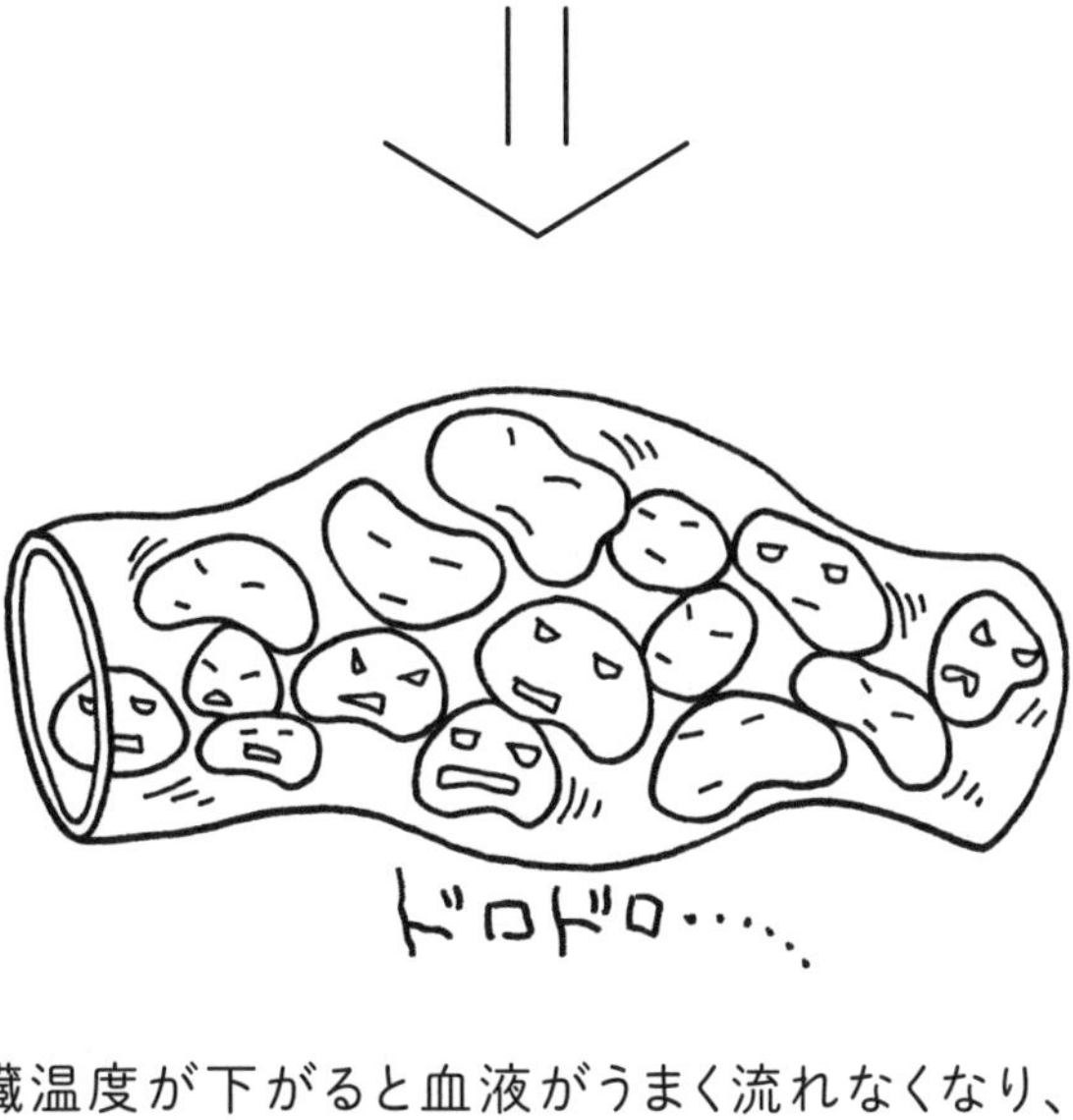

内臓温度が下がると血液がうまく流れなくなり、
血管内で渋滞が発生する

基礎代謝を上げて「内臓脂肪」がつきにくい体に

内臓温度が冷えている人は いくらダイエットをしても効果がない？

健康のためにやせなきゃいけないとはわかっていても、なかなかダイエットが続けられない、ダイエットしてもなかなかやせない。

そんな人におすすめしたいのが、第2章、第4章で説明した「ヒハツ（ロングペッパー）」や「ほかほかストレッチ」、「防寒テープ貼り」といった、内臓温度を上げる方法。

この3つを行うことで、健康でやせやすい体が手に入ります。

特に**何をやってもやせないという人は、内臓温度が低下していることが原因かもしれません。**

というのは、内臓温度が1℃低下すると、基礎代謝が約15％低下するからです。

第1章でも話した通り、成人女性ではこれはおにぎり1個分のカロリーに相当します。

内臓温度が1℃下がると1カ月でおにぎり30個分のカロリーが体に蓄積される！

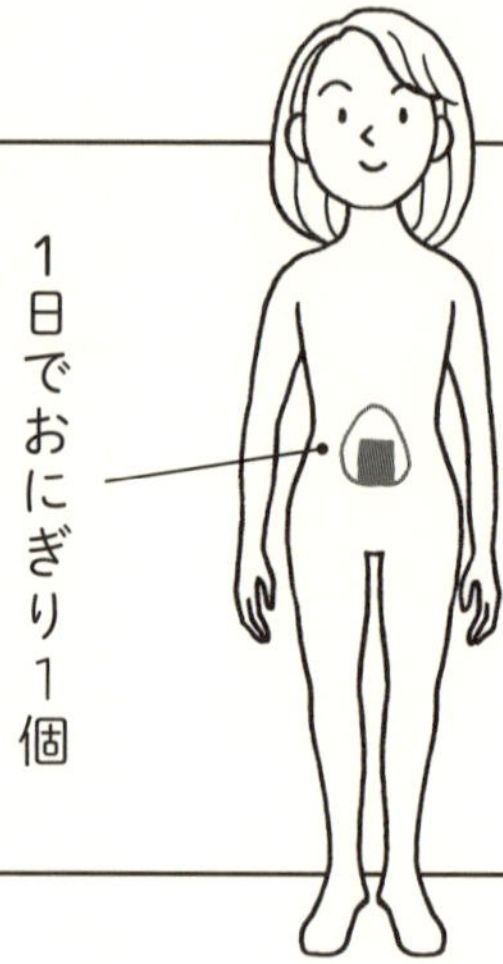

基礎代謝1日1200キロカロリーの人の場合、内臓温度が1℃下がると約180キロカロリーが消費されずに体に蓄積されるようになる。

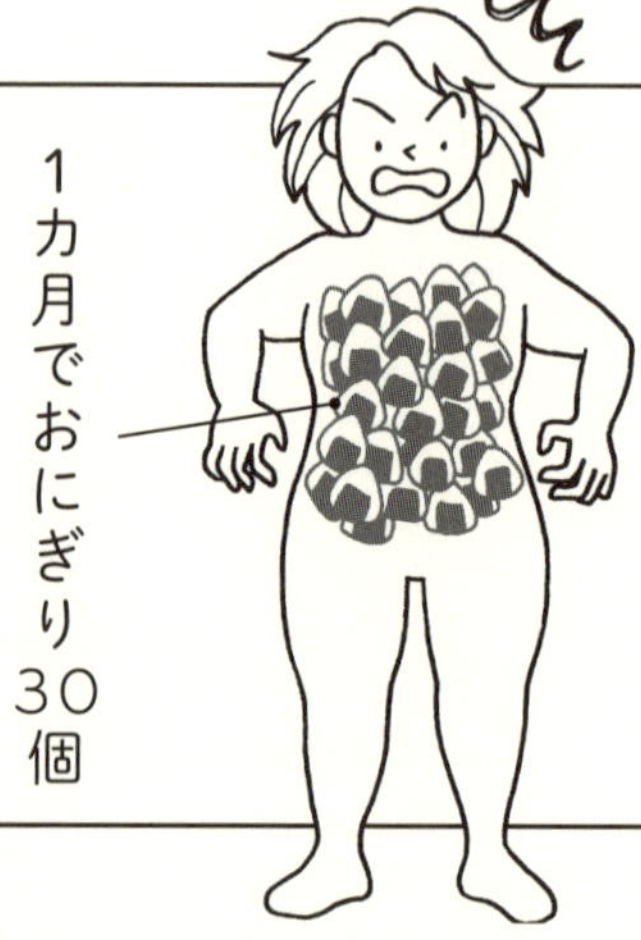

食事量を変えずにそのまま1カ月が経過すると、約180キロカロリー×30日分が体に蓄積されることになる。

そして、内臓温度が下がった状態が続くと、それだけで食事量が変わらなくても太ることになり、なかなかやせにくくなります。

逆に、内臓温度が上がると基礎代謝がアップし、1日の消費エネルギーが上がります。

食事量が変わらなければそれだけでダイエットになります。

しかも**基礎代謝が上がると、皮膚の下にたまっている皮下脂肪ではなく、高血圧や糖尿病、動脈硬化のリスクを高める内臓につく脂肪「内臓脂肪」が落ちやすい**といわれています。

健康のためにやせたいという人には、うってつけのダイエットです。

3つすべてはちょっと面倒くさいという人は、せめてヒハツを毎日1グラム（小さじ1／2）摂ってみてください。

内臓を温めて
「便秘」を解消、
腸内環境をよくして
さらに病気を
遠ざける

「ヒハツ」と「ほかほかストレッチ」は最高の「腸活」

「腸をきれいにするために乳酸菌を摂りましょう」

「腸がよくなるとあらゆる不調が改善されます」

など、腸内環境を整えると健康になるということが、さまざまなメディアでいわれており、腸内環境を整える「腸活」という言葉を聞いたことがある人もいるのではないでしょうか。

どうして腸内環境を整えると体にいいのかというと、それは、私たちの体を守る免疫システムの主役である免疫細胞の約6～8割が、腸にあるからです。

この免疫システムは「腸管免疫」と呼ばれ、**腸内環境が悪くなると、たちまち病気にかかりやすい体になってしまうのです。**

腸内環境を整えるには、善玉菌という腸内環境をきれいにする菌を増やし、逆に腸内環境を悪くする悪玉菌を減らすことが必要です。

内臓温度を上げるために「ヒハツ（ロングペッパー）」や「ほかほかストレッチ」をすることで、悪玉菌の活動を抑え、善玉菌が元気にはたらけるようにコンディションを整えることができます。

なぜなら、内臓温度が上がると腸を取り巻く毛細血管の血流がよくなって、腸が活発に動けるようになり、便秘が解消するからです。

便がたまると、便の成分が腐敗して悪玉菌が増えてしまいます。

腸内環境を整えるには、便秘を解消することが大切です。

便秘の原因の1つは、ぜん動運動といわれる便を排出するための大腸の動きが鈍くなることです。

内臓が温まり、血流がよくなると、ぜん動運動が活発になります。

また、ぜん動運動が鈍くなる理由には、腸内環境や血流が悪いだけでなく、動きを支える筋肉の衰えもあります。

これは、加齢も原因ですが、使っていないのが最大の原因。

どんなに健康的な人でも、骨折してベッドの上から動けなくなると、あっという間に便が詰まってしまいます。

お腹のインナーマッスルを刺激する「ほかほかストレッチ」なら、硬くなっていた筋肉がほぐれて、腸が元気に動くようになります。

「ヒハッ」と、「ほかほかストレッチ」。

この2つの内臓温め方法を実践して、腸内環境を整えましょう。

腸内環境が整うと、女性ホルモンと連動した幸せホルモン「セロトニン」が分泌されやすくなり美肌効果などうれしい効果もありますよ！

ぜひ、試してみてください。

腰痛、ひざ痛、頭痛、
生理痛、肩こりなど、
体のあらゆる痛みが
緩和する

痛みがひどくなったら自律神経が乱れている可能性が……

内臓が冷えているサインはいくつもありますが、痛みが今までよりひどく感じられるときも、内臓温度低下のサイン。

痛みが強くなったのは自律神経の乱れによるものとも考えられ、同時に内臓が冷えている可能性があります。

自律神経と痛み、関係がなさそうですが、「痛み」の刺激を脳へ伝えるのは自律神経と運動神経です。自律神経の交感神経が刺激に反応することで痛みを起こす物質が発生し、はじめて私たちは「痛み」を感じることになります。

つまり、自律神経が乱れて交感神経優位の状態が続くと、脳に痛みのシグナルが過剰に届けられる可能性があるということです。

自律神経が乱れると内臓が冷えるといいましたが、逆に内臓が冷えると自律神経が乱れるのです。

内臓温度が低下すると、内臓の動きが鈍くなったり、血流が悪くなったり、体のあちらこちらで、不具合が発生します。

その不具合をどうにかしようと、いつも以上に一生けん命にはたらくことによって自律神経が乱れてしまうのです

自律神経とは、生命を維持するためにはたらいてくれている神経です。

心臓を動かしたり、食べ物を消化したり、呼吸したり、血圧を調節したり……。内臓を守るために体温を調節するのもそうです。

自律神経が乱れる原因はたとえば、極端な冷暖房。最近は特に、オフィスや交通機関の冷房が効きすぎていることがよくあります。

外では汗をダラダラ流していたのに、室内に入ると長袖着用。こうした外気温の急激な変化が続くと、体温調節システムをコントロールしている自律神経が混乱して「暑い」「寒い」がよくわからなくなります。

そうなると体温調節システムが誤作動を起こし、冷えた内臓はそのまま。内臓は低

温状態が続いてしまうのです。
そして、自律神経は乱れていって……。

腰痛やひざ痛、肩こりなどの痛みがいつもよりひどく感じたら、すぐに内臓温度の低下を疑うこと。

ヒハツ（ロングペッパー）を食べて内臓が温かくなると、自律神経が整いその痛みがやわらぎますし、血流がよくなることで、それらの症状自体が改善するはずです。

ただ、いくら内臓を温める方法を試したとしても、自律神経が乱れやすい生活をしていては意味がありません。

なかなか難しいかもしれませんが、外との温度差を少なくする、ストレスを発散し、ためこまないようにする、よく眠るなど生活習慣を少し見直してみてください。

内臓温度を上げれば「ぐっすり」眠れる

ぐっすり眠れれば心と体は整っていく

「なかなか眠れない」「必ず何度か夜中に目が覚める」「いくら寝ても疲れが抜けない」といったぐっすり眠れないのは、内臓温度が低いからかもしれません。

内臓温度が低い状態が続くと、なかなか就寝までにぐっすり眠るための準備が整わなくなるからです。

私たちの体には、眠るために「メラトニン」というホルモンが分泌されるようになっています。

睡眠ホルモンともいわれるメラトニンは、目覚めてから14〜16時間くらい経過すると分泌され、眠るための準備をはじめます。

具体的には、自律神経の副交感神経が優位になり、それによって脈拍や血圧を下げます。

そして内臓温度に関しては、眠る直前になると血管を緩めて血流をよくし、毛細血管から熱を逃がして、昼間より内臓温度を低くします。

眠るときに手足が温かくなるのは、手足から放熱しているからなのです。

内臓温度が高いところから下がっていくと、体は睡眠モードになり、眠気が生まれます。

昼間の段階から内臓温度が低いままだと、温度変化がでにくく「これから眠りますよ」というシグナルを体がわかりづらくなります。

準備が整わないまま眠ると、眠れたとしても浅い眠りで朝を迎えてしまいます。

ぐっすり眠れていない状態がずっと続くと、がん、認知症、心筋梗塞、脳卒中、高血圧といった病気になるリスクが高まります。

さらに日中の集中力ややる気といったものにも大きく関わってきます。

たとえば、平均睡眠時間が6時間以下の人は7時間眠っている人に対して1・6倍の乳がんのリスクがあるといわれています。

また、6時間睡眠が2週間続くと、1日徹夜したあとと同じくらいにしか脳ははたらいてくれず、集中力や思考能力が著しく低下するそうです。

健康のためにも、日々の生活をイキイキとしたものにするためにも、睡眠は非常に大切です。

ぜひ内臓温度を上げて「ぐっすり」と眠るようにしてください。

内臓温度が下がると自然に眠くなる

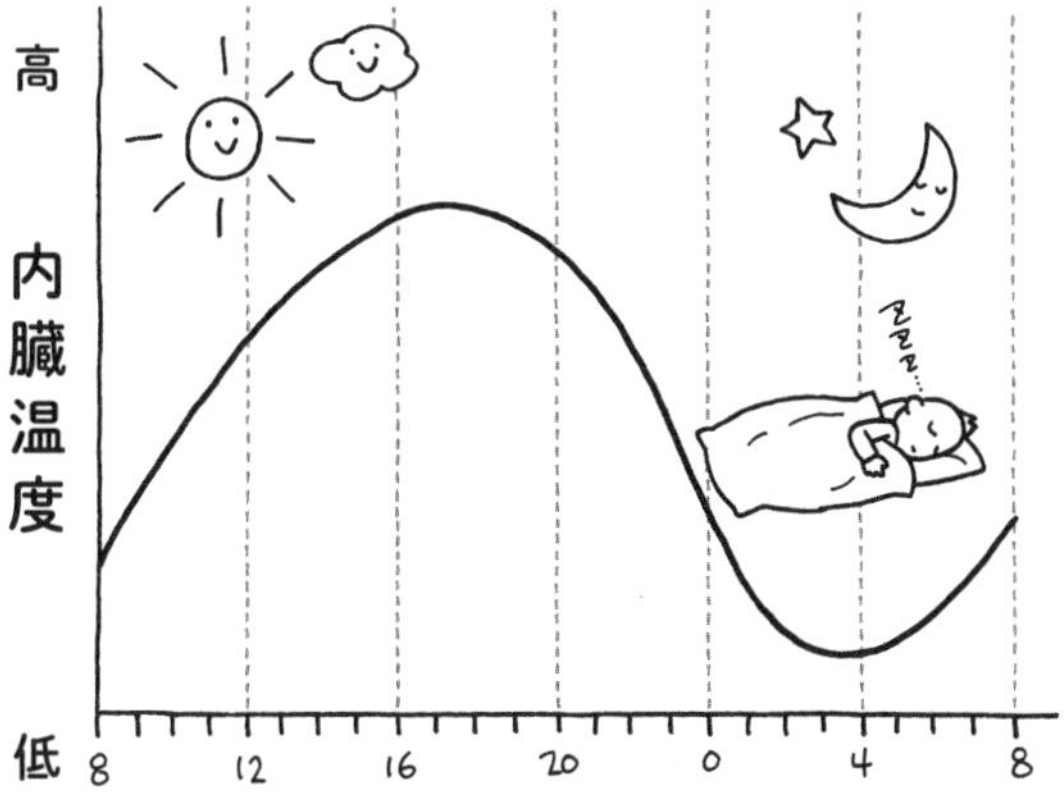

健康な人は、日中しっかりと内臓温度が上がることで、夜に温度が下がりやすくなる

内臓を温めて
ストレスも解消、
心もイキイキ

内臓温度を高くして イライラとだるさを改善

今回、内臓温度を温める方法を2週間試していただいたモニターさんの中には、内臓が温まってから、「面倒くさいな」と思うことが少なくなり、活動的になれた、ちょっとしたことでイライラすることがなくなりストレスがなくなったという方も多くいました。

内臓温度が低くなると、精神的にも悪影響が出てきます。

それは、自律神経のバランスが崩れて、交感神経と副交感神経のどちらかが過剰に反応することがあるからです。

交感神経が過剰に反応すると、リラックス状態で活発になる副交感神経のはたらきが悪くなり、理由もなくイライラして、家族、友人、会社の同僚などほかの人にあたりがちになります。友人の何気ないひと言やまったく関係ない人の会話、テレビのトーク番組まで腹が立つようになったら要注意。ストレス感知器が非常に敏感になっています。

逆に副交感神経が過剰に反応すると、活動的なときに活発になる交感神経のはたらきが悪くなり、「だるい」「面倒くさい」とやる気のない状態になり、徐々にうつ傾向になってしまいます。

これは動物の冬眠に近い状態です。

動物は、冬眠するとき、体温を下げて心拍数を減らしエネルギーを使わないようにします。

これは人間も同じ。体温が下がれば、やる気を出そうとしても、なかなか出ません。出かけても楽しくなくなり、遊ぶのも面倒くさくなってしまいます。

どちらになっても、精神衛生上はよくない状況。**心を患うことになる前に、内臓を温めて、心を整えましょう。**

おわりに

「冷えは万病の元」と思いたち「冷え症」といわれる厄介な症状と対峙《たいじ》してから、すでに20年以上が経ちました。

なんとか患者さんの悩みを解決したいという思いで高額の検査機器を購入し、試行錯誤を繰り返し、ようやく出た答えが「内臓を温める」ということでした。

体の「冷え」を解決するのは、外からではなく中からだったのです。

今回のモニターの結果でもわかるように、内臓が温まれば、冷え症が改善され、肩こりや腰痛が改善したり、ぐっすり眠れるようになったり、お腹の調子もよくなったり、肌荒れもなくなったり、体が軽くなったりなど、これまで病院へ行けば「原因がわからないですね」と片づけられていた症状が改善していきました。

不《ふ》定《てい》愁《しゅうそ》訴とか、神経性○○と診断される体の不調は、内臓温度の低下が原因の1

つなのです。

さらに、内臓温度が下がると免疫力が低下する、自律神経が乱れる、基礎代謝が落ちるなど、あらゆる病気を引き起こす原因にもなっています。

今回、本書で紹介した内臓を温める方法は、私が患者さんに教えている方法のなかでも、もっとも簡単で、いちばん効果があり、誰でも実践できるものです。

もちろん、ほかにもたくさん内臓を温める方法はあります。

ですが、どんなに素晴らしい方法でも、面倒くさい、そんなにいっぱいできないよと思われたら、意味がありません。

できるだけ少ない方法で、もっとも効果があるものを今回厳選して紹介しています。


「ヒハツ（ロングペッパー）」は、料理や飲み物にかけるだけ。

「ほかほかストレッチ」は、空いた時間に3分で終了。

「防寒テープ貼り」は、足の3カ所に貼るだけ。

どれも、継続できるものだと思います。

まずは、ロングペッパーを1日1グラム摂ることからはじめてみましょう。モニターの方がそうだったように、ヒハツだけで内臓温度が上がります。

さらに効果を期待したい人は、ほかほかストレッチも試してみてください。冷えの症状がある人は、「防寒テープ貼り」も忘れないでくださいね。


3つの方法をすべて実践すると、冷え切っていた内臓温度は確実に上昇します。それと同時に、気になっていた体の不調がみるみる改善されることになります。

そして、継続することで病気を遠ざける体を手に入れることができます。

今日の夕食からでもヒハツを食べてみてください。

すぐに体が内側から温まる感覚を体験できるはずですから。

山口勝利

死ぬまで元気でいたければ
とにかく内臓を温めなさい

発行日　2018年 2月24日　第1刷
発行日　2023年 5月23日　第5刷

著者　山口勝利
監修　井上宏一

本書プロジェクトチーム
編集統括　柿内尚文
編集担当　小林英史、中村悟志
デザイン　小口翔平＋山之口正和＋上坊菜々子（tobufune）
イラスト　石玉サコ
撮影　森モーリー鷹博
編集協力　洗川俊一、洗川広二
制作協力　田代貴久（キャスティングドクター）
校正　中山祐子
料理　田村つぼみ
料理製作協力　紺野理奈
DTP　廣瀬梨江

営業統括　丸山敏生
営業推進　増尾友裕、綱脇愛、桐山敦子、相澤いづみ、寺内未来子
販売促進　池田孝一郎、石井耕平、熊切絵理、菊山清佳、山口瑞穂、吉村寿美子、矢橋寛子、遠藤真知子、森田真紀、氏家和佳子
プロモーション　山田美恵、山口朋枝
講演・マネジメント事業　斎藤和佳、志水公美

編集　栗田亘、村上芳子、大住兼正、菊地貴広、山田吉之、大西志帆、福田麻衣
メディア開発　池田剛、中山景、長野太介、入江翔子
管理部　八木宏之、早坂裕子、生越こずえ、本間美咲、金井昭彦
マネジメント　坂下毅
発行人　高橋克佳

発行所　株式会社アスコム

〒105-0003
東京都港区西新橋2-23-1　3東洋海事ビル
編集局　TEL：03-5425-6627
営業局　TEL：03-5425-6626　FAX：03-5425-6770

印刷・製本　中央精版印刷株式会社

Printed in Japan ISBN 978-4-7762-0975-1

本書で紹介している「ほかほかストレッチ」

の動画がスマホ、タブレットなどで観られます！

本書を購入いただいた方はもれなく、本書で紹介している「ほかほかストレッチ」のやり方を説明した動画をスマホ、タブレット、パソコンで観ることができます。

アクセス方法はこちら！

▼

下記のQRコード、もしくは下記のアドレスからアクセスし、会員登録の上、案内されたパスワードを所定の欄に入力してください。
アクセスしたサイトでパスワードが認証されますと動画を観ることができます。

https://ascom-inc.com/b/09751

※通信環境や機種によってアクセスに時間がかかる、もしくはアクセスできない場合がございます。
※接続の際の通信費はお客様のご負担となります。